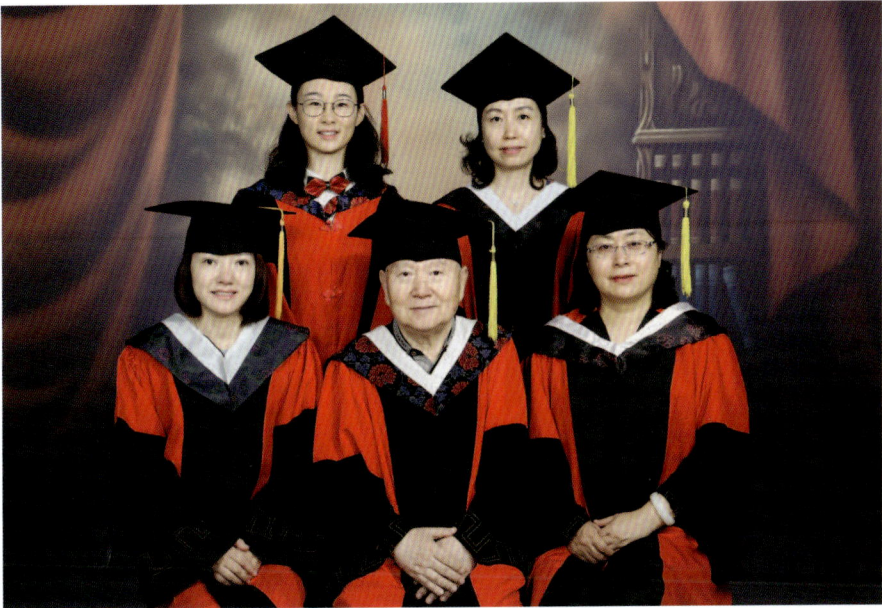

翁维良教授与弟子合影（**2019 年 6 月拍摄于中国照相馆**）

前：李秋艳（左）、翁维良（中）、高蕊（右）

后：张菀桐（左）、陆芳（右）

首都国医名师"大师1+1"丛书·第二辑

翁维良临证实录

翁维良　李秋艳　高　蕊·主编

北京科学技术出版社

图书在版编目（CIP）数据

翁维良临证实录 / 翁维良，李秋艳，高蕊主编. —
北京：北京科学技术出版社，2022.2
（首都国医名师"大师 1 + 1"丛书. 第二辑）
ISBN 978 - 7 - 5714 - 1821 - 2

Ⅰ.①翁… Ⅱ.①翁… ②李… ③高… Ⅲ.①中医临
床 - 经验 - 中国 - 现代 Ⅳ.①R249.7

中国版本图书馆 CIP 数据核字（2021）第 188654 号

策划编辑：侍　伟　吴　丹
责任编辑：吴　丹
责任校对：贾　荣
装帧设计：异一设计
责任印制：李　茗
出 版 人：曾庆宇
出版发行：北京科学技术出版社
社　　址：北京西直门南大街 16 号
邮政编码：100035
电　　话：0086 - 10 - 66135495（总编室）　0086 - 10 - 66113227（发行部）
网　　址：www. bkydw. cn
印　　刷：三河市荣展印务有限公司
开　　本：710 mm × 1 000 mm　1/16
字　　数：155 千字
印　　张：10.25
彩　　插：2
版　　次：2022 年 2 月第 1 版
印　　次：2022 年 2 月第 1 次印刷
ISBN 978 - 7 - 5714 - 1821 - 2

定　　价：69.00 元

　　翁维良教授从事中医临床、科研、教学工作 60 载，在中医治疗心血管疾病方面造诣精深。他传承名家心法，总结临床实践经验，创新学术科研，诚为心血管领域的首都国医名师、全国名中医。

　　在医脉传承上，翁维良教授师从于郭士魁等著名中医药学家，汲取前人学术精华，潜心钻研探索，体悟到中医治疗心血管病的精髓——以通为补、欲补先通。

　　在学术思想上，翁维良教授以活血化瘀法为根基，发展出"百病多瘀、老年多瘀、久病多瘀、怪病多瘀、心病多瘀"的病机观念，丰富了血瘀证的内涵。他主张"化瘀不单活血，应知常达变"，创立了"活血化瘀十二法"，该法被广泛应用于心血管疑难重症的临床治疗。翁维良教授在冠心病三支病变、冠心病介入术后再狭窄、老年冠心病、病态窦房结综合征、重度心力衰竭、重度瓣膜性心脏病、扩张型心肌病等疾病的治疗中取得了较大突破，拓宽了活血化瘀法的辨治思路。

　　在临床诊疗上，翁维良教授坚持病症结合、辨证论治，强调"用药如用兵"，遣方用药时对君、臣、佐、使全面考虑。对于常见心血管病的治疗，翁维良教授紧抓主病主证，兼顾全局，以专病专方为基础，发挥辨证论治的优势；对于慢性病的治疗，翁维良教授擅以膏方调养，以培补先后天之本为核心，兼顾扶正祛邪，用药动静结合。翁维良教授之组方，中正平和，鲜有珍贵、超量之品，所用的普通药材虽看似平淡，但因与年龄、体质、季节、气候、病机等相应而颇具巧思，有"润物无声"之功。

本书从医家小传、临证特色、临证验案详析三方面系统梳理翁维良教授的学术思想。其中"临证特色"部分，摒弃了概而全的观点阐述，挑选翁维良教授学术思想精髓进行深入的论述与探讨；"临证验案详析"部分，深入剖析多个真实疑难重症验案，充分反映了翁维良教授中医特色诊疗思路。全书每则验案都真实可溯，并由翁维良教授亲自批改，力求真实呈现其学术思想、临证思路及用药特点。此次出版，虽经反复审阅，仍难免有疏漏之处，还望诸位同道不吝赐教。

李秋艳

目录

下篇　临证验案详析

【上 篇】

医家小传

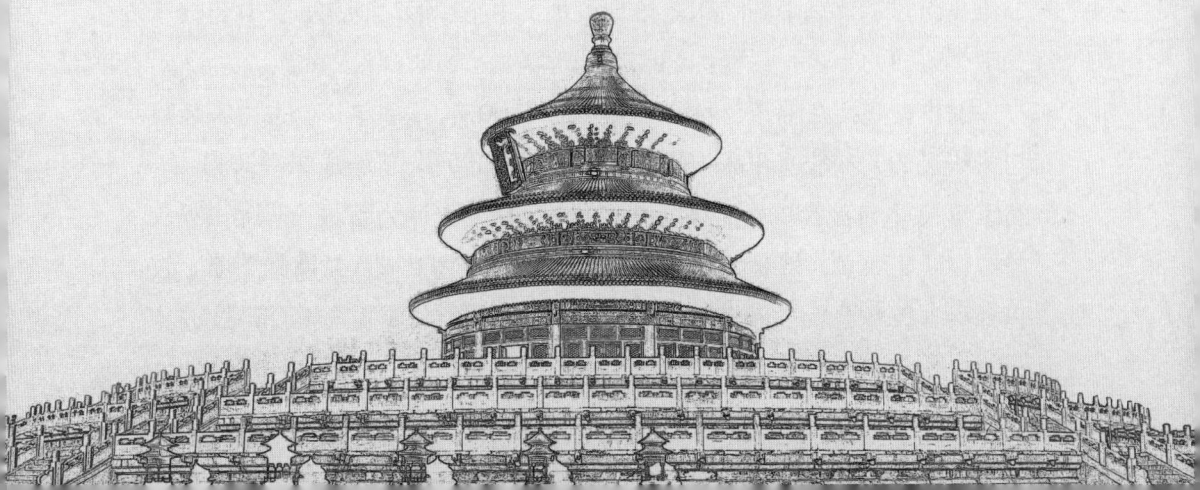

第一节　翁维良从医经历

翁维良，汉族，男，1937年生，首届全国名中医，首都国医名师，首批中国中医科学院首席研究员，享受国务院政府特殊津贴，主任医师、博士生导师、博士后合作导师，全国老中医药专家学术经验继承工作指导老师，中国中医科学院临床药理研究所名誉所长，曾任中国中医科学院科学技术委员会委员及中国中医科学院西苑医院副院长、临床药理基地主任、心血管研究室主任。

翁维良是我国著名的中医药学家，他从医60年，始终立足临床工作，为推动中医药事业的发展贡献着自己的力量。翁维良主张"百病多瘀""怪病多瘀"，认为血瘀是疑难病的根源，采用现代科学方法，揭示了血瘀证及活血化瘀中药的科学内涵与作用机制。在临床治疗中，他主张从血瘀论治，以活血通脉为心血管疾病的基本治法，并结合现代社会疾病谱特点，总结出治疗心血管疑难重症的"活血化瘀十二法"，为心血管疑难重症从血瘀论治提供了理论依据及实践经验。翁维良大力推动并积极实践科研型传承，运用信息化手段对名老中医的学术思想、临证思辨特点进行分析和挖掘，运用长时医案的图文总结法还原名老中医的临床诊疗过程，运用判别分析模型及现代药理学手段促进名老中医经验的科学转化，提高了中医学术思想的科学性及可传承性。

翁维良是我国最早从事中药临床研究的专家之一，对我国中药临床药理基地的建设和中药临床药理学的发展进行了艰苦的探索。1995年，翁维良组建了首家中药临床药理研究所，并在2002年编写了中药临床药理学方面的专著——《中药临床药理学》。

翁维良坚持在临床与科研工作第一线60年，拥有丰富的临床经验与科研经历，在临床和科研两个领域均取得了丰硕的成果。2013年，翁维良被评为首都国医名师。2017年，他又被评为首届全国名中医。翁维良获奖众多，曾获国家科学技术进步一等奖1项、二等奖2项，教育部科学技术进步一等奖1项、三等奖1项，中华中医药学会科技进步一等奖 1 项、二等奖 2 项，北京市科学技术奖一等奖 1 项、二等奖 1 项，中国中医科学院科学技术二等奖 1 项，第二届北京中医药薪火传承贡献奖，岐黄中医药基金会传承发展奖，中国中医科学院突出贡献奖、金质奖章，以及北京市医疗器械评审专家委员会年度特别奉献奖。

第二节　翁维良学术思想

翁维良是现代活血化瘀流派的开拓者与践行者之一。通过 60 年的临床诊疗实践，他提出了"百病多瘀"理论，认为血瘀是心血管疑难病的根源，提出"以通为补，欲补先通"的治疗理念，为现代临床疑难病的治疗提供了新思路、新方法。他创新性地总结出"活血化瘀十二法"，并创立冠心系列方等 6 个经验方，制订了 5 个具有中医特色的优势病种诊疗方案，创立了以中医理论为基础，以实验研究为依据，以回归临床为根本，在继承中发展，在实践中创新的血瘀证病症结合诊疗模式。翁维良的学术思想主要体现在以下几个方面。

（1）提出"百病多瘀"理论，建立血瘀证客观化研究体系，推动了血瘀学说的科学发展。

翁维良继承郭士魁老中医"以通为补"的学术思想，重视对活血化瘀法的研究，提出"百病多瘀"理论，强调血瘀证在疾病中的广泛性，运用现代科学技术，从血液流变学、血流动力学、微循环障碍、血管内皮损伤等角度对血瘀证的病机理论进行系统研究及客观化展示，对各类疾病血瘀证的舌色进行标准化探索，对血瘀学说的完善与科学发展做出了贡献。

（2）认为瘀血内生是各类心血管疾病及其他各类疑难杂病的根源，提出"心病多瘀""怪病多瘀"理论，强调活血通脉是该类疾病的基本治法。

翁维良认为血脉不通、气血不和导致瘀血内生是各类疑难杂病的根源，在这一理论指导下，他提出"心病多瘀""怪病多瘀"的观点，强调活血通脉是治疗心血管疾病及其他疑难杂病的基本治法，扩大了血瘀证的应用范围。

（3）主张化瘀不但要活血，还要知常达变。

翁维良以活血化瘀为临床基本治法，在长期临证过程中总结、归纳出"活血化瘀十二法"，即益气活血、理气活血、清热活血、温阳活血、凉血活血、祛风活血、养阴活血、软坚活血、补血活血、祛痰活血、通下活血、利水活血。"活血化瘀十二法"是对活血化瘀治法论的继承和发扬，是翁维良活血化瘀学术思想的集中体现。

（4）提出补血活血与理气活血并重的"双心同调"治疗理念。

翁维良认为：一方面，"心主一身之血脉"，心脉瘀阻不通，耗气散血，治疗中应重视补血活血；另一方面，"心为君主之官，神明出焉"，治疗中应关注心病与情志病同时出现这一临床特征，善用理气活血法。补血活血与理气活血并重体现了翁维良"双心同调"的治疗理念。

（5）指出"用药如用兵"，提出用药配伍在四季不同。

翁维良用药遵从"药合时宜"的原则。他指出：一要进退有度，慎用药物、善用药物，既要了解药物的独特作用，又要了解其不良反应，做到进退有度、布阵有方，克敌制胜，存乎一心；二要因时制宜，要根据活血化瘀药药用部位及炮制方法的不同，在四季灵活应用。

（6）注意辨证论治与专方专药相结合，用药体现规律性与多样性的统一。

翁维良指出"一病必有主方，一症必有主药"，应在抓住疾病主要病机的基础上制定主方，正如打仗有主帅、攻敌有主将一样。他在此理念指导下自创了葛根天麻汤（治疗高血压）、元姜方（治疗缓慢性心律失常）及冠心病系列方等。翁维良还认为应抓住主证来选取药物，如治疗快速性心律失常选用苦参、治疗高血压选用天麻等，力求所选之药既合于"证"，又利于"病"。

【中 篇】

临证特色

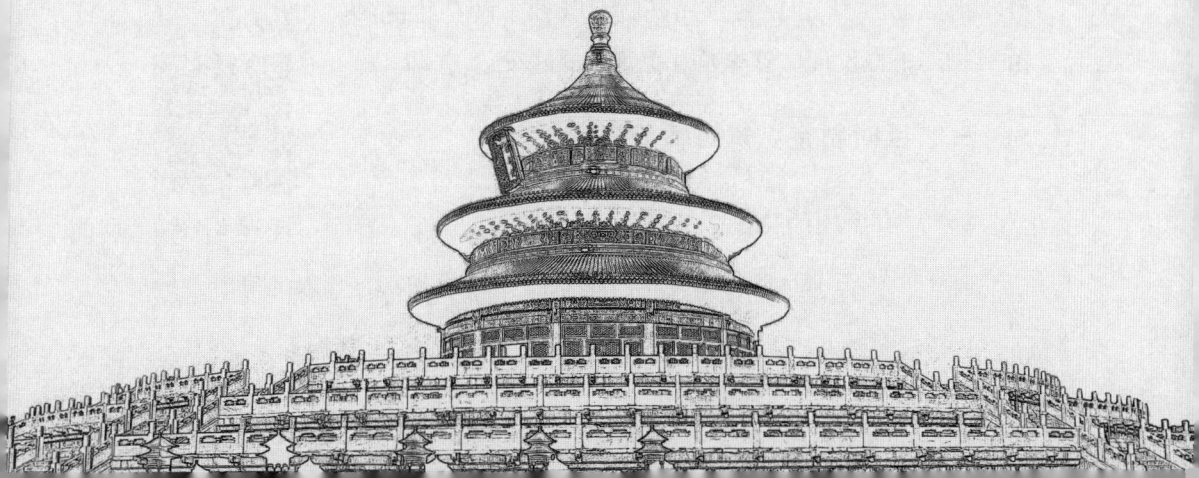

第一节 "用药如用兵"的思想特点

"用药如用兵"是古人对用中药治病的形象比喻。"用药如用兵"一词首见于南朝齐代褚澄的《褚氏遗书》，该书曰："用药如用兵，用医如用将。"清代徐大椿在《医学源流论》中有专篇论述"用药如用兵"。该书以"兵"比喻"药"，以"战法"比喻"医术"，以"克敌制胜"比喻"治病活人"，对于针对不同的病人、疾病，如何采用不同的治法及药方、药物，有详尽的论述，如指出："孙武十三篇，治病之法尽之矣。"该书还特别强调安全用药，曰："故虽甘草、人参，误用致害，皆毒药之类也。古人好服食者，必生奇疾，犹之好战胜者，必有奇殃。"明代尹宾商（号白毫子）在《兵垒》中则将用兵比作用药，认为"良将用兵，若良医疗病。病万变，药亦万变，病变而药不变，厥疾弗能瘳也"。可见用兵与用药在方法上有许多相通之处，可以互相借鉴。

翁老对徐大椿的"用药如用兵"十分推崇，认为其体现了中医辨证论治的精髓，是中医处方用药所应遵循的根本法则。要做到"用药如用兵"，一要正确诊断疾病，对病人病情进行全面了解，谨遵三因制宜、轻重缓急，详审虚实、寒热，区别阴阳、表里，明辨气血，做到知己知彼；二要审时度势，对于汗、吐、下、和、温、凉、补、消法，择机而用，甚者独行，间者并行，进退有度，布阵有方，君臣佐使，主次分明，克敌制胜，存乎一心；三要慎用药物，"是药三分毒"，能不用药物则不用药物，能少用药物则少用药物，所谓"药之设也以攻疾，亦不得已而后用"；四要善用药物，既要了解药物的独特作用，又要了解药物的不良反应，在全面了解药物的基础上选药。

一、因时制宜：辨四季用药特色

（一）春季用药特色

春季阳气生发，风木主令，万物复苏，生机勃勃，在人体合肝，肝

扫码看名师讲解

气宜条达舒畅，不可郁遏。正如《素问·四气调神大论》所云："春三月，此谓发陈，天地俱生，万物以荣。夜卧早起，广步于庭，被发缓形，以使志生，生而勿杀，予而勿夺，赏而勿罚，此春气之应，养生之道也。逆之则伤肝，夏为寒变，奉长者少。"这句话的意思是，春天要顺应阳气生发之性，舒展身体与情绪，以养生生之气。

翁老认为，患病之人，情绪多抑郁或烦躁，肝气不舒。当春之令，外有阳气生发牵引，内有肝气郁而不伸，人体与自然不能和谐统一，则易于导致疾病的加重或反复。结合病人的病情需要，春季处方用药时，适当加用养肝、疏肝药物，如柴胡、佛手、郁金、玫瑰花、白芍等，以促进肝气生发及滋养肝阴等，使人体与天气相应，有利于疾病的治疗与身体的康复。

（二）夏季用药特色

夏季炎热，暑湿郁蒸，水热充分，万物生长茂盛，在人体则腠理开泄，阳气宣泄，不可遏抑。正如《素问·四气调神大论》所云："夏三月，此谓蕃秀，天地气交，万物华实。夜卧早起，无厌于日；使志无怒，使华英成秀；使气得泄，若所爱在外，此夏气之应，养长之道也。逆之则伤心，秋为痎疟，奉收者少。"这句话的意思是，夏季要宣泄阳气，防暑养长。

翁老认为，患病之人易困于夏季之暑湿炎热，出现困乏、纳呆等症状，使病情加重或反复。故在夏季，翁老在处方用药时，常结合病人的病情，适当加用清暑化湿药物，如藿香、佩兰、荷叶、薄荷等，来化湿醒脾、清热解暑，以促进脾胃运化和暑热发散，使机体与天气相适应，以利于疾病的康复。另外，夏季天气炎热，易伤气耗阴，故翁老常加生脉饮（太子参、麦冬、五味子）或南沙参、北沙参等益气养阴、清热之品。

（三）秋季用药特色

秋季气温下降，金气主令，万物肃杀，一派干燥之象。燥胜则干，秋在人体应肺，肺为娇脏，津液易伤，正如《素问·四气调神大论》所云："秋三月，此谓容平，天气以急，地气以明。早卧早起，与鸡俱兴；使志安宁，以缓秋刑；收敛神气，使秋气平；无外其志，使肺气清，此秋气之应，养收之道也。逆之则伤肺，冬为飧泄，奉藏者少。"这句话的意思是，秋季要注意养阴保津。

翁老认为，患病之人更易受秋燥侵扰而出现皮肤孔窍干燥、咽干咽痛、干咳、便秘等阴液耗伤症状，故在秋季用药时很少选用"燥药"，同时常加麦冬、沙参、桑叶、青果、乌梅等养阴生津之品以润燥。有时在主方之外，翁老常给病人开具金莲花、金银花、西青果、乌梅等代茶饮以生津润燥。秋季民间有贴秋膘的习惯，这是为了适应秋收冬藏的自然规律，翁老也常根据病人的身体需要采用膏方进行调补。

（四）冬季用药特色

冬季天寒地冻，万物潜藏，在人体合肾，宜藏而不宜泻，肾气、肾阳充足则肾固摄周密，而冬寒侵袭，易伤人阳气，正如《素问·四气调神大论》所云："冬三月，此谓闭藏，水冰地坼，无扰乎阳。早卧晚起，必待日光；使志若伏若匿，若有私意，若已有得；去寒就温，无泄皮肤，使气亟夺，此冬气之应，养藏之道也。逆之则伤肾，春为痿厥，奉生者少。"这句话的意思是，冬季要御寒保阳以固阴养藏。

翁老认为，患病之人往往阴常不足，而阳非有余，故冬季要注意温阳。冬季寒邪收引，心绞痛易于发作或加剧，故心绞痛病人要注意保暖温阳；冬季血压常高于其他季节，故高血压病人应加大降压药的剂量；脾胃虚寒病人在冬季则须少食寒凉之品，并注意暖胃等。翁老在冬季常于处方中随机加入高良姜、桂枝、细辛等温阳散寒、通经活络之品，同时根据病人的病情及身体需要，加用膏方或药膳进行滋补。谚云："冬令进补，来春打虎。"《素问直解》曰："万物皆生于春，长于夏，收于秋，藏于冬，人亦应之。"冬三月是"生机潜伏，阳气内藏"的季节，因此，冬季进补符合自然规律，是中医学"天人相应观"的具体应用。

验案举例

邵某，男，50 岁。2014 年 1 月 16 日就诊。

初诊：病人 2013 年 1 月无明显诱因出现心前区疼痛，持续几分钟后自行缓解，未予重视。2013 年 11 月 29 到当地医院就诊，冠状动脉

（以下简称"冠脉"）CT 示：右侧冠脉全段及右侧回旋支近段扭曲；右侧冠脉近段及左侧前降支中段肌桥，左侧回旋支近段轻微狭窄。动态心电图示：T 波低平。颈部动脉 CTA 示：右侧椎动脉颅内段管壁不光滑，大脑后动脉轻微局限性狭窄。下肢血管超声示：双下肢动脉硬化伴左侧腘动脉小斑块形成。诊断为冠脉狭窄，此后间断服用中药（具体不详）治疗。既往有高脂血症病史，现仍饮酒。晨起排便用力时双眼发黑、头晕、胸闷、气短，偶有酒后心前区疼痛，纳可，眠差，入睡困难，二便调。舌暗红，苔白，脉弦缓。

西医诊断：冠心病，高脂血症。

中医诊断：胸痹。

辨证：气滞血瘀。

治法：行气活血，安神解郁。

处方：

生黄芪 30 g	地　龙 15 g	桂　枝 12 g	三七粉 3 g（冲服）
高良姜 6 g	三　棱 10 g	莪　术 12 g	丹　参 15 g
川　芎 12 g	郁　金 12 g	赤　芍 10 g	葛　根 15 g
合欢皮 15 g	五味子 10 g	酸枣仁 15 g	黄　芩 12 g
炒神曲 15 g			

30 剂，日 1 剂，水煎服。

嘱其戒酒。

二诊（2014 年 2 月 13 日）：服药后半个月效果明显，近半个月病情反复，晨起排便时头晕好转，偶有胸闷气短，手足麻木，着急时言语不清，纳可，眠差，夜尿 2 次，大便可。舌质淡红、有齿痕，苔薄黄，脉弦。上方去地龙、高良姜、葛根、合欢皮、黄芩、炒神曲，加红花 12 g、川牛膝 15 g、路路通 15 g、络石藤 15 g、鸡血藤 15 g。30 剂，日 1 剂，水煎服。

三诊（2014 年 3 月 13 日）：时心悸，生气后心前区疼痛，能忍受，10 分钟左右可自行缓解，易怒，眠差，时有头晕，手麻缓解，饮食欠佳，二便调，舌紫红少津，苔白腻，脉弦缓。超声心动图示：二尖瓣少量反流。心电图示：V2、V3 导联 T 波高。上方去三棱、路路通、络石藤，莪术减至 10 g，加玉竹 12 g、合欢皮 15 g、柏子仁 15 g。30 剂，日 1 剂，水煎服。

四诊（2014 年 5 月 8 日）：仍有发作性心前区疼痛，易生气，生气时明显，约 10 分钟后自行缓解，头晕，眠差，手不麻，纳可，二便调，舌红，苔白腻，脉弦缓。上方去桂枝、玉竹、酸枣仁、川牛膝、鸡血藤，生黄芪减至 15 g，加三棱 10 g、柴胡 10 g、醋香附 10 g、白芍 10 g、炒神曲 15 g、炒薏苡仁 15 g、黄芩 12 g。30 剂，日 1 剂，水煎服。

五诊（2014 年 6 月 29 日）：偶有心悸，平时易情绪激动，情绪激动后自觉心前区刺痛，能自行缓解，晨起排便用力时头晕，眠差，易醒且醒后不易入睡，易急躁，口干口苦、口中黏腻，时有胁肋部胀满，二便调，舌红，苔黄腻，脉右侧弦滑。上方去生黄芪、柏子仁、黄芩，加延胡索 12 g、鸡血藤 15 g、北沙参 12 g、炒山楂 15 g、川牛膝 12 g、藿香 12 g、佩兰 12 g、薄荷 3 g（后下）。30 剂，日 1 剂，水煎服。

六诊（2014 年 9 月 21 日）：病人心悸、心前区疼痛、头晕较前明显缓解，但仍有紧张或劳累时心悸，心烦，入睡困难，眠中易醒，偶有胁痛，口干、口苦、口黏，纳可，二便调。上方去三七粉、延胡索、北沙参、炒山楂、白芍、川牛膝、藿香、佩兰、薄荷，加柴胡 10 g、银柴胡 10 g、葛根 15 g、生蒲黄 12 g（包煎）、土茯苓 15 g、黄芩 12 g、陈皮 12 g、炒酸枣仁 15 g。30 剂，日 1 剂，水煎服。

七诊（2014 年 11 月 30 日）：症状较前明显改善，偶劳累时心前区仍有不适，每天能睡 4 小时左右，时有头晕不适，情绪激动时胁肋部胀满不适，纳可，呃逆，口黏，二便调，舌尖红，苔白厚腻，脉弦细。上方去葛根、鸡血藤、炒神曲、土茯苓、黄芩、炒薏苡仁、陈皮、合欢皮，赤芍增至 15 g，炒酸枣仁增至 20 g，加姜黄 12 g、白芍 12 g、焦山楂 15 g、龙胆 10 g、炒栀子 10 g。30 剂，日 1 剂，水煎服。

> **按**：病人为中年男性，患有心绞痛，伴多部位动脉狭窄、失眠。翁老辨证为气滞血瘀为主，治以理气活血兼安神解郁。首诊在冬季，翁老谨遵三因制宜思想，参以温通祛寒之药，在活血化瘀、安神解郁的同时酌加桂枝、高良姜等，佐生黄芪以助气血运行，加

强活血化瘀之效，并防攻伐之药伤及元气，佐黄芩以清三焦浮热，并使全方竣力化瘀之中见寒热、阴阳平和之性，适宜长期服用。二诊在一诊基础上于活血之中加重通络之效，加用川牛膝、路路通、络石藤、鸡血藤等活血通络之品，进一步加强活血化瘀的力度，以改善手足麻木之症状。三诊时，由于病人睡眠差、偶有头晕，故加玉竹、合欢皮、柏子仁，去三棱、路路通、络石藤，减莪术。四诊时，春生之气正旺，病人肝郁明显，仅靠郁金、丹参恐力不逮，故加柴胡和香附疏肝解郁、条达肝性，白芍缓肝之急、敛肝之阴。五诊时，夏季来临，湿气较重，故加藿香、佩兰、薄荷清暑化湿健脾。六诊时，病人服疏肝破气化瘀药已久，但肝郁仍在，故加银柴胡以制疏肝药之燥，使疏肝解郁活血而不伤阴、伤气、伤血，体现了安全用药、祛邪而不伤正的思想。

二、因人制宜：辨体质、年龄遣方用药

翁老十分重视人体在不同年龄阶段的生理变化对疾病的影响。如对于老年病人，翁老强调：平时要多留心其舌脉变化规律、纳食、二便及睡眠等情况，知其常才能达其变；用药宜平和，用量要轻，不要急于求成。又如处于围绝经期的女性冠心病病人由于卵巢功能逐渐衰退，雌激素水平明显下降，出现自主神经系统、心血管系统等多个系统功能障碍和紊乱，表现为潮热、抑郁、失眠、烦躁不安、心悸、胸闷、心前区刺痛、月经紊乱、血压波动等，故在治疗上，翁老强调，在理气活血的同时，兼顾滋补肝肾、调整阴阳、调和气血，同时还要重视对病人的心理疏导。

不同体质的病人对疾病和药物的耐受大不相同，故用药也应不同。如对于年龄相对较小、体质强壮的病人，翁老往往用药量较大，而对于体质较弱者则减小药量。另外，不同病种对病人体质的影响亦不同，处方用药时也要考虑。在翁老的病人群体中，老年病人占绝大多数，这些病人往往数病并存，以一病为主，兼病常常早于主病多年就已存在，对病人的体质有很大影响，故治疗时应细加权衡，予以重视。如冠心病合

并糖尿病病人多为阴虚燥热体质，翁老在用药时常加用"四黄"（黄芩、黄连、黄柏、生地）以清热养阴；冠心病合并高血压病人多为阴虚阳亢体质，翁老在用药时常加用天麻、葛根、钩藤、菊花等以平肝潜阳；冠心病合并高脂血症病人多为痰湿体质，翁老在用药时常加用荷叶、生山楂、草决明、薏苡仁、茯苓等化湿健脾。其他如长期吸烟、饮酒者多湿热，翁老在用药时常加用黄芩、黄连、黄柏、地肤子等以清热燥湿；胖人多湿，翁老在用药时常加用茯苓、薏苡仁等健脾化湿；瘦人多火，翁老在用药时往往加用养阴清火药，如牡丹皮、莲子心、沙参等。根据病人体质，用药灵活多变，体现了翁老因人制宜的用药特点。

三、随病情轻重缓急、病程长短、兼证多寡遣方用药

病情轻重不同，则处方用药不同，重病用重剂，轻病用轻剂甚至食疗即可。翁老用药一向以方小、量轻著称。但近两年来，翁老的病人群体较以往有较大变化，多数冠心病病人同时患有多种疾病，甚至有不少病人行介入术后冠脉再狭窄，病情较重。鉴于此，翁老的处方药味较前大幅增加，从以前的十二三味变为现在的近二十味，以往很少使用的破血化瘀药（如三棱、莪术等），现在也经常使用，这反映了翁老"病变而药亦变"的辨病用药思想。

对于慢性、病程长的疾病，翁老主张缓缓图之，常予轻剂或膏方，使病人久久服之，缓缓治之；对于急性、病程短的疾病，翁老主张迎头痛击，截断、扭转病势，迅速控制病情，防止疾病发展演变，常予重剂短期应用。对于兼证，翁老主张有是证则用是药，但并非眉毛胡子一把抓，而是抓住主证，适当兼顾兼证。

冠心 3 号方是翁老治疗冠心病的常用方，其灵活的加减应用体现了翁老指挥若定、随机应变的治病方略。冠心 3 号方由丹参、郁金、川芎、赤芍、红花组成。方中丹参活血祛瘀、通经止痛，作用平和，活血而不伤正，为君药；郁金辛、苦而寒，能入气分而疏肝木之郁、开肺金之郁，入血分而活血化瘀，且能化痰湿而开心窍、通胸阳、安心神，川芎乃血中气药，功善通达气血，活血行气止痛，二者共为臣药；赤芍凉血散瘀止痛，红花活血化瘀止痛，二者共为佐药。诸药相合，共奏理气

活血、止痛宁神之效。

根据病人的不同特点，翁老常采用以下加减法：气滞血瘀明显者，选加姜黄、三棱、莪术、香附、苏梗、佛手等；痰阻者，选加瓜蒌、薤白、半夏、陈皮、远志、茯苓等；寒凝者，选加高良姜、桂枝、荜茇、细辛等；气虚者，选加黄芪、党参、炙甘草、五味子等；气阴两虚者，选加黄芪、党参、麦冬、北沙参、玉竹、黄精、百合、白薇等；心悸、失眠明显者，选加炒酸枣仁、五味子、合欢皮、首乌藤、珍珠母、百合等；内热明显者，选加黄连、黄芩、土茯苓、菊花、莲子心等；心绞痛明显者，加三七粉、延胡索粉、琥珀粉冲服以加强活血止痛之效，或加宽胸丸宣痹止痛；胸阳不振明显者，选加瓜蒌、薤白、半夏、枳壳宣痹通阳化浊，或加宽胸丸；肝郁明显者，选加柴胡、香附、苏梗等。

四、辨证论治与专方专药相结合，把握疾病治疗的规律性与多样性遣方用药

辨证论治与专方专药相结合是翁老治病的特点之一。徐灵胎曰："一病必有主方，一方必有主药。"这句话告诉我们，应在抓住疾病主要病机的基础上制定主方，而遣方用药时也要主次分明，如打仗有主帅，攻敌有主将一样。翁老在治疗冠心病时常用活血化瘀法，采用冠心3号方加减，这就是辨病论治与专方专药相结合思想的体现。翁老对于心律失常，常用五参汤（丹参、苦参、党参、太子参、北沙参）化裁；对于高血压，常采用葛根天麻汤（葛根、天麻、钩藤、土茯苓、珍珠母、丹参、红花）加减等。在专药选用方面，翁老常用苦参治疗快速性心律失常，用延胡索止痛，用天麻降血压，用黑顺片强心等，但并非不论虚实寒热一概使用，而是力求专药选用既合于证，又利于病。

五、用药如用兵，祛病健体，安全用药

不少慢性病病人往往需要长期甚至终生服药，所以必须考虑用药的安全性，不能"伤敌一千，自损八百"。翁老认为，对于慢性病病人，要用毒副作用较小的药物，且用药量要小，不要追求速效，但要让病人长期服药。翁老临床诊治的病人多为老年心血管病病人，这些病人需要

长期服药，为最大限度避免药物毒副作用的发生，在选用活血化瘀药时，翁老首选活血与和血类药物，慎用破血类药物，少用虫类破血药物。如金铃子散（延胡索、川楝子）是理气活血的传统名方，临床应用得较多，但现代研究发现川楝子有较强的心、肝、肾毒性，长期服用延胡索也会损害心、肾，故翁老对该方应用得较少，这就是从安全用药的角度出发做出的选择。翁老用药严格遵照《中华人民共和国药典》，以最低有效剂量为用量首选，适当结合病人体质、年龄等调整用量，确保临床用药的安全性。

第二节　专病专方

一、冠心 3 号方

【组成】丹参 20 g，川芎 15 g，郁金 15 g，红花 15 g，赤芍 15 g。日 1 剂，水煎 2 次，分 2 次服用，每次 200ml，饭后半小时温服。

【功用】理气活血，止痛宁神。

【方解】冠心 3 号方作为翁老治疗冠心病的基础方之一，临床疗效显著。此方具有活血而不破血、行气而不破气、通阳而不补阳的特点，方药组成有主有辅。

丹参为君药，味苦，性微寒，通利血脉，活血散结，行气止痛，具有益气之功，即所谓"一味丹参，功同四物"；川芎作为臣药，味辛，性温，无毒，消瘀血，养新血，为血中之气药，能活血化瘀，且辛香走窜，可通阳散结；翁老在继承郭士魁老中医冠心 2 号方辨治精髓的基础上，根据诊治的病人的特点，改降香为郁金作为臣药，在临床上应用时更加得心应手。首先，虽然降香用于冠心病急性期有较好的缓解心绞痛的作用，但其具有芳香耗散之性，若长期服用有伤正之弊，而郁金既保留了降香活血行气、通窍的长处，又较为温和；其次，郁金寒凉，改降香为郁金，是变"温通"为"凉通"，更适合现代比较多见的血瘀有热而不适合温通的冠心病病人；再次，郁金能够行气活血，对于冠心病常见的气滞血瘀证尤为适合，体现了"气为血之帅"的制方原理。红花味辛，性温，能通瘀活血；赤芍味苦，性平，无毒，疏通血脉，助川芎行血中之滞，与红花共为佐药。所选主药均具有活血行气、通阳的作用，而辅药则起协同作用，增强活血化瘀功效，全方共同达到疏通血脉的目的。

这5味药集理气活血、止痛宁神于一体，组成翁老活血化瘀的基础方剂，此方剂称为"冠心3号方"。

【主治病证】 冠心病血瘀证。可见胸闷胸痛，心悸气短，胁肋胀痛，憋气，口唇青紫，舌质紫暗或青紫、有瘀斑瘀点，舌底脉络迂曲紫暗，脉弦细涩或结代。或无典型临床表现，客观检查示冠脉狭窄、血液流变学异常、血液黏度增高等。

【临床应用及加减化裁】

❖ **适应证**

冠心病、心律失常、心肌病、高血压等心血管疾病有瘀血表现者。

❖ **特殊使用情况**

该方使用范围相当广泛，凡符合血瘀证诊断者，均可根据辨证及个体情况在此方基础上加减使用，如全身各系统动脉硬化、糖尿病晚期并发症及血液系统疾病辨证属于血瘀证者以及一些疑难杂病。

❖ **加减化裁**

（1）瘀血痹阻。重者，本方合血府逐瘀汤加减。兼寒者，可加姜黄、桂枝等温通散寒化瘀之品；兼气滞者，可加枳壳、香附理气止痛；兼气虚者，加黄芪、党参、白术等补中益气。若瘀血重证，表现为胸痛剧烈，可加延胡索、三棱、莪术等加强活血理气止痛的作用。

（2）气滞血瘀。本方合柴胡疏肝散加减。兼有脘胀、嗳气、纳少等脾虚气滞的表现，可加白术及焦三仙以健脾理气；气郁日久化热，心烦易怒，口干，便秘，舌红苔黄，脉数者，加牡丹皮、栀子清肝泻火；胸闷心痛明显者，可加延胡索粉、三七粉活血止痛。

（3）气虚血瘀。本方合补中益气汤加减。若大便干结，加大黄；眩晕，加决明子、牛膝；失眠，加酸枣仁、珍珠母；头晕、血压高，加葛根、天麻；血脂高，加土茯苓、泽泻。

（4）阴虚血瘀。本方合生脉散加减。若失眠多梦，可加酸枣仁、夜交藤养心安神；若心悸、怔忡明显，脉结代，加炙甘草、阿胶以养心阴；若兼见头晕、耳鸣、腰膝酸软，加黄精、枸杞子滋肾养阴清热；若阴虚阳亢，风阳上扰，加珍珠母、石决明、天麻、钩藤等滋阴潜阳；若兼动则气喘、乏力等气虚表现，可加黄芪、党参等益气之品。

（5）痰浊闭阻。本方合瓜蒌薤白半夏汤加减。若痰黏稠色黄，大便干，苔黄腻，脉滑数，加黄连、黄芩以清化痰热；若痰浊闭阻严重，可酌情选用竹茹、苍术、桔梗、浙贝母等化痰散结之品。

（6）心肾阳虚，血脉瘀阻。本方合当归四逆汤加减。若心肾阳虚兼见水饮凌心射肺，而出现水肿、喘促、心悸，加茯苓、白术健脾利水，生姜温散水气。

（李秋艳）

二、冠心 4 号方

【组成】生黄芪 20 g，丹参 20 g，川芎 15 g，三七粉 3 g（冲服），红花 15 g，赤芍 15 g。日 1 剂，水煎 2 次，分 2 次服用，每次 200 ml，饭后半小时温服。

【功用】益气活血，通脉止痛。

【方解】冠心 4 号方是翁老治疗冠心病的基础方之一。此方具有益气活血、通脉止痛的特点，方药组成有主有辅。

方中丹参为君药，具有活血通脉、益气止痛之功，所谓"一味丹参，功同四物"。翁老在自拟经验方"冠心 3 号方"辨治精髓的基础上，根据老年冠心病发病情况及病情发生发展中多气虚血瘀、合并多种并发症者病情较严重等特点，将郁金改为生黄芪，与丹参共为君药，使本方在临床上的应用范围更加广泛。生黄芪味甘，性微温，能够补气活血，对于冠心病常见的气虚血瘀证尤为适合，体现了"气为血之帅"的制方原理；改郁金为生黄芪是变"凉通"为"温通"，可温通血脉，更适合冬春季节发病且病情逐渐进展的老年病人，又可防止郁金久服辛散伤正之弊。川芎为血中之气药，能活血祛瘀，行气止痛。现代药理研究表明，三七粉可提高机体免疫力。三七粉味甘、微苦，性温，擅入血分，具有止血而不留瘀、化瘀而不伤正的特点，并能止痛，尤适用于冠心病心绞痛发作者，与川芎同为臣药。红花味辛，性温，能通瘀活血；赤芍味苦，性平，无毒，可疏通血脉，行血中之滞，与红花共为佐使药。所选主药均具有益气、活血、通脉的作用，辅药则起协同作用，增强活血化瘀的功效，全方共同达到疏通血脉的目的。

这6味药集益气活血、通脉止痛于一体，组成翁老益气活血化瘀的基础方剂，此方剂称为"冠心4号方"。

【主治病证】气虚血瘀证。可见心悸，乏力，气短，胸闷胸痛，舌胖大、有齿痕，舌质淡暗、有瘀斑瘀点，脉沉细涩无力或结代。

【临床应用及加减化裁】

❖ 适应证

适用于老年冠心病、心律失常、心肌病、高血压等心血管疾病表现为气虚血瘀者。

❖ 加减化裁

血瘀重者，加大丹参、红花用量；气虚甚者，加党参、茯苓、北沙参、炙甘草、白术；兼气滞者，减生黄芪用量，加柴胡、郁金、香附；胸闷痛，甚或心痛彻背、背痛彻心者，加瓜蒌、薤白。

（李秋艳）

三、冠心 5 号方

【组成】延胡索15 g，三七粉3 g（冲服），生黄芪20 g，丹参20 g，川芎15 g，红花15 g，赤芍15 g。日1剂，水煎2次，分2次服用，每次200 ml，饭后半小时温服。

【功用】活血止痛，益气化瘀。

【方解】冠心5号方是翁老治疗冠心病的基础方之一。此方具有活血化瘀止痛、益气通脉的特点，方药组成有主有辅。针对门诊老年病人病程长、病情重而复杂的特点，翁老结合多年临证经验，提出"老年多瘀"的观点，认为老年人由于脏腑功能减退，气血阴阳失调，血液运行不畅，身体"如积秒沟渠""必多壅塞"。在症状方面，老年血瘀证多表现为固定性疼痛，如心绞痛等，其他如烦躁、狂躁、心悸、口燥渴、但欲漱水不欲咽等。在体征方面，老年病人多见舌质紫暗、舌上有瘀斑瘀点、舌下静脉曲张及面色、目眶、口唇、指甲暗黑等。在客观指标方面，老年病人最多见的是血液黏度升高、血小板聚集率增高、血栓易于形成、血液成分异常及红细胞变形能力降低等，进一步证实了老年人多血瘀证。故翁老在沿用冠心3号方、冠心4号方的辨治精髓的基础上，选用延胡索为君药。延胡索味辛、苦，性温，归肝、脾经，能活血化瘀、理气止痛，能行血中之气滞、气中之血滞，可以治疗一身上下诸痛，如胸痛、腹痛、胁痛、四肢痹痛，治疗胸痛有速效，为活血理气、止痛之良药。其用于冠心病心绞痛的治疗不仅可以有效缓解心绞痛，还可显著改善心脏血液供应。以生黄芪、三七粉、丹参、川芎为臣药，其中生黄芪与三七粉并用可益气活血、化瘀止血，尤其适用于现代老年人多瘀、多气虚的体质，丹参与川芎配伍具有养血活血、益气通脉止痛之功。红花味辛，性温，能通瘀活血；赤芍味苦，性平，无毒，可疏通血脉，助川芎行血中之滞，与红花共为佐使药。所选主药同时具有益气、活血、通脉、止痛的作用，辅药则起协同作用，增强活血化瘀功效，全方共同达到疏通血脉、理气止痛的目的。

这7味药集活血止痛、益气化瘀通脉于一体，组成翁老活血化瘀的经典方剂，此方剂称为"冠心5号方"。

【主治病证】血瘀胸痛重证。可见心前区疼痛，固定不移，夜间尤甚，烦躁，狂躁，心悸，口燥渴，但欲漱水不欲咽，舌质紫暗、舌上有瘀斑瘀点、舌下静脉曲张，面色、目眶、口唇、指甲暗黑，脉弦涩无力。

【临床应用及加减化裁】

❖ 适应证

可用于老年冠心病病人表现为血瘀胸痛重证者。

❖ 加减化裁

血瘀重者，重用三七粉，加大丹参、红花用量；气虚甚者，加大生黄芪用量，酌加党参、太子参、西洋参、北沙参、茯苓、炙甘草、白术等补气药；兼气滞者，减生黄芪用量，加柴胡、银柴胡、香附、郁金等理气药；胸闷痛甚，兼有痰浊痹阻胸阳者，配伍瓜蒌薤白半夏汤加减。

（李秋艳　马学竹）

四、冠心 6 号方

【组成】丹参 15 g，川芎 12 g，红花 12 g，赤芍 12 g，郁金 12 g，三棱 10 g，莪术 10 g。日 1 剂，水煎 2 次，分 2 次服用，每次 200 ml，饭后半小时温服。

【功用】破血逐瘀。

【方解】冠心 6 号方由治疗冠心病心绞痛的基本方冠心 3 号方加减演变而来，为翁老治疗冠心病心绞痛血瘀重证验方，临床疗效非常显著。其具有破血行气、化瘀止痛的功能，适用于有血瘀重证的体质较强的病人。

本方以丹参为君药，丹参味苦，性微寒，归肝经，与红花并入心经，并有养血活血、除烦安神之功，且丹参活血之余亦有补益气血之效，有"一味丹参，功同四物""补血活血""破宿血，补新血"之誉，为活血补血代表药物之一。翁老临证对安全合理使用药物最为注重，丹参药性平和，药效显著，故在治疗冠心病及其他以血瘀为主要病机的心血管疾病时翁老使用丹参的频率较高。川芎为臣药，味辛，性温，归肝、胆、心包经，为活血化瘀、理气止痛之要药，《本草纲目》中便有以川芎治疗心痛的条文。川芎气香味辛，通行十二经，为血中之气药，有血府逐瘀汤行气活血、"气为血帅"之意。郁金味辛、苦，性寒，归心、肝、胆经，其活血化瘀、理气解郁的功效较为突出。在冠心 2 号方中，郁金本为降香，但降香为进口药，药物来源较为稀少，质量难以控制，故翁老结合病人特点，在辨证的基础上于冠心 3 号方中将其改为郁金。郁金理气疏肝之力更佳，而冠心病病人多见气滞血瘀之证，故使用郁金可以更有效地缓解心绞痛的症状。同时，郁金药物来源充足，且价格低廉，更有利于本方的广泛应用。红花味辛，性微温，归肝、心经，活血化瘀通经之功显著，并可破血、和血、调血、通利血脉，与赤芍、丹参合用，活血又可防温燥伤阴。赤芍味苦，性微寒，与川芎、红花同归肝经，有活血化瘀、清热凉血的功效。由于气滞血瘀日久极易化热，赤芍虽然活血化瘀作用较弱，但可清热凉血、柔肝缓急，具有微寒质润之性，可以制其他活血药物之温燥，使刚柔相济，且赤芍还善入肝经，对肝郁气滞血瘀或气郁化热伤阴之证均有疗效，对临证时常见的围绝经期妇女，或因久病情绪抑郁、焦躁不安兼有血瘀的病人极为合适。三棱味辛、苦，性平，归肝、脾经，可破血行气、消积止痛；莪术味辛、苦，性温，归肝、脾经，可行气止痛、破血消积。若细述三棱、莪术二药的区别，则三棱破血之力胜于莪术，而莪术有较强的理气作用，二药相须为用，能破血行气、消积止痛，起到其他活血化瘀药所不及的作用，加强本方破血逐瘀之功，且相较于同属破血药的动物药，三棱、莪术更为安全，更适于长期服用。

本方以破血逐瘀为主，故活血力量较强，可达到疏通血脉的目的。由于西医不能从根本上进行治疗，所以病人病情容易反复。翁老认为，此类病人多为瘀血阻滞心脉所致，不通则痛，故治疗上可加强活血化瘀的力量，以减少病情的反复。

【主治病证】瘀血阻滞证。可见胸部疼痛明显、剧烈，痛处固定，痛彻肩背，夜间加重，舌暗红或紫红，舌下络脉粗大、瘀滞明显，舌苔薄黄，脉涩或弦紧。相关检查示冠脉狭窄、血液流变学异常、血液黏度增高等。

【临床应用及加减化裁】

❖ **适应证**

冠心病、冠脉支架置入术后、高血压等心血管疾病有明显瘀血表现者。

❖ **特殊使用情况**

该方对于冠心病心绞痛发作频繁、程度较重，多次置入支架、置入数枚支架，或支架置入术后反复狭窄，符合血瘀较重证候诊断，但体质较好的病人，可根据辨证及个体情况加减使用。

❖ **加减化裁**

（1）瘀血阻络。本方加络石藤、路路通。兼寒者，可加高良姜、桂枝等温通之品散寒化瘀；兼气虚者，可加生黄芪、党参、炒白术等益气健脾；胸痛剧烈者，可加延胡索、三七粉等进一步加强活血理气止痛之功。

（2）血瘀兼肝郁气滞。本方合柴胡疏肝散加减。兼有腹胀、纳差、嗳气等脾虚气滞表现者，可加炒神曲及焦三仙等理气健脾；久病，气机不利，郁而化热，兼烦躁易怒、舌红、苔黄、脉数者，可加牡丹皮、栀子清肝泻火；夜寐不安者，可加酸枣仁、合欢皮、夜交藤、珍珠母等养心安神之品。

（3）气虚血瘀。本方合补中益气汤加减。高血压眩晕、头部不适，加天麻、钩藤；眠差，加酸枣仁、合欢皮、夜交藤、珍珠母等。

（4）阴虚血瘀。本方加麦冬、玉竹、沙参等。若夜寐不安，眠差，可加酸枣仁、合欢皮、夜交藤、柏子仁等养心安神；若兼有耳鸣、腰膝酸软，可加黄精、枸杞子等养阴清热益肾；若阴虚阳亢，风阳上扰，可加石决明、天麻、钩藤等滋阴潜阳；若兼乏力、气短等气虚表现，可加生黄芪、党参等益气之品；若瘀久化热，内热较重，可加黄芩、黄连、黄柏、栀子等清热解毒。

（5）痰浊阻络。本方加瓜蒌、陈皮、法半夏、苍术等理气祛痰。

（6）血瘀兼心肾阳虚。本方加高良姜、黑顺片、桂枝等。若心肾阳虚，水气凌心，而见水肿、心悸、喘憋不能平卧，加葶苈子、泽泻、车前草等利水。

（于洁馨）

五、心衰 1 号方

【组成】生晒参 10 g（另煎），麦冬 12 g，丹参 15 g，红花 12 g，泽泻 15 g，五味子 6 g，桂枝 12 g。日 1 剂，水煎 2 次，分 2 次服用，每次 200 ml，饭后半小时温服。

【功用】益气养阴，活血利水。

【方解】方中生晒参性较平和，不温不燥，益元气，补心脾之气，生津液，为君药。麦冬与生晒参合用，则益气养阴之功益彰；泽泻直达膀胱，渗湿利水；丹参、红花活血祛瘀以利水行。以上四药共为臣药。五味子味酸，性温，敛阴止汗；桂枝温通心阳，助气血运行，通膀胱经之阳以助水行，与五味子共为佐使药。

翁老认为，慢性心力衰竭（简称"心衰"）的病机可以从气（阳）、血、水立论，气（阳）虚、血瘀、水停被认为是慢性心衰的基本病理因素，存在于所有的心衰病人中。慢性心衰的基本病机是以心气（阳）虚为本，兼有血瘀、水饮。故在治疗各种心脏疾病导致的慢性心衰时，多在上方基础上随证加减，以益气养阴、活血利水。

【主治病证】气阴两虚，血瘀水停证。可见气短、胸闷憋喘，活动后加重，双下肢水肿、沉重乏力，面色晦暗，口唇发绀，心烦或手足心热，口干口渴，汗出，尿量减少，舌质红，苔少，脉沉细数。

【临床应用及加减化裁】

❖ 适应证

心衰1号方可用于冠心病、高血压、风湿性心脏病、扩张型心肌病等引起的慢性心衰之证属气阴两虚、血瘀水停者。

❖ 加减化裁

心阳虚重，改生晒参为红参，加强温补心阳之功效；肾阳虚重，加黑顺片、干姜、肉桂，温补心肾阳气，取"益火之源，以消阴翳"之意；脾阳虚重，加党参、茯苓、白术，取苓桂剂之意，温阳化饮，健脾利水；阴虚重，加北沙参、玉竹、生地滋补阴液；气虚重，加生黄芪、党参、防风补气；水肿甚，加葶苈子、大腹皮、冬瓜皮、玉米须利水消肿；肺气不宣，加桔梗、杏仁、银杏宣肺降气止咳；心悸明显，加苦参清心火、生龙骨重镇安神；痰湿重，加半夏、瓜蒌、陈皮理气化痰；肝气郁结，加郁金、佛手、柴胡、玫瑰花疏肝理气；瘀血水湿停留日久化热，加黄芩、知母、栀子。在用药时还要注重因时制宜，夏季加藿香、佩兰、荷叶、薄荷清暑利湿，冬季加防风、白术、黄芪益气固表，以防外感。

（程苗苗）

六、四参汤

【组成】太子参 10～15 g，丹参 10～15 g，北沙参 10～12 g，苦参10～12 g。日1剂，水煎2次，分2次服用，每次200ml，饭后半小时温服。

【功用】益气养阴，活血化瘀，兼清热燥湿。

【方解】方中太子参为君药，味微苦，能益气养阴，为清补之品。气行则血行，气旺则推动血液运行，故太子参可使血行不滞。丹参味苦，性微寒，虽不能补血，但药性平和，前人有"一味丹参，功同四物"之说，故丹参为应用广泛的养血活血药。北沙参味甘、微苦，性微寒，可滋养肺胃之阴。以上二药共为臣药。佐药为苦参，《神农本草经》谓其"主心腹气结，癥瘕积聚"，现代药理研究表明其对心脏有明显的抑制作用，可使心率减慢、心肌收缩力减弱、心输出量减少，且具有抗心律失常的作用。

全方以益气养阴、活血化瘀为主，兼清热燥湿，紧扣心血管疾病以气阴两虚、瘀血阻滞为主，兼湿热内蕴的病机，是治疗冠心病、高血压、心律失常的常用主方。翁老治疗心血管系统疾病多以本方为基本方再加减配伍。

【主治病证】气阴两虚，瘀血阻滞，兼湿热内蕴证。可见乏力气短，胸闷或伴有胸痛，心悸不宁，口干口苦，声低气怯，面色晦暗，舌暗，舌苔薄白或微腻，脉细数或结代。

【临床应用及加减化裁】

❖ 适应证

四参汤是临床治疗冠心病、高血压、心律失常的常用主方，全方紧扣心血管系统疾病的病机，以益气养阴、活血化瘀为主，辅以清热燥湿，治疗心血管系统常见疾病之证属气阴两虚、瘀血阻滞，兼湿热内蕴者。

❖ 加减化裁

气虚较重者，配伍生黄芪、党参；阴虚较重者，配伍玉竹、麦冬；血瘀较重者，配伍赤芍、桃仁、红花、姜黄；心火旺盛者，配伍莲子心、百合；心烦失眠者，配伍酸枣仁、夜交藤、远志；兼痰浊者，配伍陈皮、法半夏；兼见水肿者，配伍五加皮、泽泻、薏苡仁、猪苓、车前子。

（于大君）

七、葛根天麻汤

【组成】天麻 12 g，葛根 12 g，钩藤 10 g（后下），赤芍 10 g，郁金 10 g，夏枯草 10 g，黄芩 10 g，杜仲 10 g，珍珠母 12 g（先煎）。日 1 剂，水煎 2 次，分 2 次服用，每次 200ml，饭后半小时温服。

【功用】平肝潜阳，滋补肝肾。

【方解】此方由天麻钩藤饮和葛根汤加减化裁而成。翁老治疗高血压以天麻、钩藤平肝潜阳为主。天麻润而不燥，主入肝经，长于平肝息风。凡肝风内动、头目眩晕之证，不论虚实，均以天麻为治疗之要药。《本草纲目》记载："钓藤（即钩藤），手、足厥阴药也。足厥阴主风，手厥阴主火，惊痫眩晕，皆肝风相火之病，钓藤通心包于肝木，风静火息，则诸证自除。"天麻、钩藤常配伍为用，平肝潜阳。珍珠母，味咸，性寒，镇肝息风，《中国医学大辞典》云："珍珠母，滋肝阴，清肝火。咸入肾，肾属水，水能生木，咸寒清火，兼养肾阴，滋水以涵木。"诸药合用，共奏平肝潜阳之功。翁老常用杜仲平补肝肾，《玉楸药解》记载，杜仲"益肝肾，养筋骨"。其为平补肝肾之要药。翁老常用黄芩清肺热，佐金平木以清肝火。

【主治病证】肝阳上亢证。可见眩晕耳鸣，头目胀痛，面红目赤，急躁易怒，心悸健忘，失眠多梦，腰膝酸软，口苦咽干，舌红，脉细数等。

【临床应用及加减化裁】

❖ 适应证

高血压之证属肝阳上亢者。

❖ 加减化裁

（1）合并心血管疾病，心脉瘀阻者，用本方合冠心 3 号方。

（2）合并脑血管疾病者，以活血通络为主，加藤类药（如络石藤、路路通）、虫类药（如地龙）搜剔络脉。

（3）合并肾脏损伤者，以活血通络为主，加络石藤配伍路路通（通络对药）通络，丹参、红花、赤芍、川芎等活血，川牛膝引血下行。

（4）兼气虚者，加玉屏风散益气固表，黄芪及白术健脾补气、补益肺气，防风祛风散邪，肺脾同治。

（5）合并围绝经期综合征的女性病人，多肝肾阴虚，阴虚火旺，治疗多兼用滋阴补肾、清虚热，同时注意安神养心，可加女贞子、墨旱莲组成的二至丸。

（6）兼肝气郁结，常加香附及柴胡和郁金疏肝理气、调畅情志。

（7）兼心神不宁，失眠多梦者，加酸枣仁、五味子、夜交藤等安神定志。

（8）夏季兼有湿热者，可加藿香、佩兰、荷叶、薄荷化湿清热。

（9）秋季天气干燥，易伤阴，常加北沙参、麦冬等养阴之品。

（张 东）

八、安神解郁活血方

【组成】郁金12 g，丹参15 g，川芎12 g，赤芍12 g，红花12 g，合欢皮15 g，柴胡10 g，香附10 g。日1剂，水煎2次，分2次服用，每次200 ml，饭后半小时温服。

【功用】理气活血，解郁安神。

【方解】方中郁金，味辛、苦，性寒，能入气分而疏肝木之郁，入血分而活血化瘀，并能开心窍，通胸阳，安心神。丹参，味苦，性平、微温，入心、肝经，活血通心包络，能补心定志、安神宁心（《滇南本草》）。以上二药为方中主药。柴胡、香附疏肝解郁，二药合用，助郁金疏肝理气；川芎乃血中气药，功善通达气血，可活血行气、止心痛；赤芍凉血散瘀止痛；红花活血化瘀止痛。五药协力加强活血化瘀止痛之力，为臣药。合欢皮，味甘，性平，入心、肝经，"主安五脏，和心志，令人欢乐无忧"（《神农本草经》），能解郁活血安神，为佐药。诸药相合，共奏理气活血、解郁安神之效。该方活血兼顾理气，解郁以助安神，心肝同治，使神安、气血调和，对冠心病心绞痛缓解期及支架置入术后病人十分适宜。

【主治病证】气滞血瘀，心神不安证。可见胸闷胸痛，或疼痛向肩背放射，心悸失眠，胆怯易惊，忧思抑郁或焦虑不安、急躁易怒，善太息，舌质紫暗，脉弦细。

【临床应用及加减化裁】

❖ 适应证

适用于气滞血瘀型冠心病心绞痛缓解期及冠脉支架置入术后改善冠脉循环，预防心绞痛发作及稳定病情。

❖ 加减化裁

翁老认为，冠心病血瘀证病因复杂，证候多变。故在理气化瘀、解郁安神的同时，应结合具体病人，审因辨证，进行合理加减化裁。气虚明显者，加大生黄芪用量，并可加党参（或人参、太子参、西洋参）、山药、炒白术等；阴虚明显者，选加麦冬、北沙参、玉竹、黄精、百合、白薇等；阳虚明显者，选加制附子、巴戟天、菟丝子、补骨脂等；气郁明显者，选加苏梗、合欢皮、佛手、玫瑰花等；气滞血瘀明显者，可选加姜黄、三棱、莪术、枳壳、厚朴等；血瘀络阻明显者，加鸡血藤、络石藤、路路通、水蛭、土鳖虫等；痰阻者，选加瓜蒌、半夏、陈皮、远志、茯苓、地龙等；寒凝者，选加高良姜、桂枝、细辛等；心悸明显者，选加甘松、苦参、珍珠母等；心烦失眠明显者，选加炒酸枣仁、柏子仁、合欢皮、首乌藤、珍珠母等；内热明显者，选加黄连、黄芩、土茯苓、菊花、莲子心、黄柏等；心绞痛明显者，加三七粉、延胡索粉、琥珀粉冲服加强活血止痛功效，或加宽胸丸宣痹止痛；胸阳不振明显者，选加瓜蒌、薤白、半夏、枳壳宣痹通阳化浊，或加宽胸丸等。

（郭明冬）

九、安心方

【组成】人参 15 g（另煎），丹参 15 g，酸枣仁 15 g，五味子 10 g，柏子仁 15 g，珍珠母 20 g（先煎），郁金 12 g，茯苓 12 g，合欢皮 20 g，夜交藤 15 g。日 1 剂，水煎 2 次，分 2 次服用，每次 200 ml，饭后半小时温服。

【功用】益气活血，养心安神。

【方解】人参、丹参为君药。《神农本草经》云："人参，味甘，微寒，主补五脏，安精神，定魂魄，止惊悸，除邪气，明目，开心益智。"《本草乘雅半偈》云："人参功力，安定精神魂魄意志，于仓忙纷乱之际，转危为安，定亡为存。……生处背阳向阴，当入五脏，以类相从也。人身卫气，日行于阳道则寤，夜入于五脏则寐。则凡病剧张惶，不能假寐者，人参入口，便得安寝，此即入脏养阴，安精神，定魂魄之外征矣。"丹参味苦，性微寒，归心、心包、肝经，主入血分，能祛瘀止痛，活血通经，养血安神。《雷公炮制药性解》云："丹参，味苦，性微寒，无毒，入心经。养神定志……"《日华子本草》云："丹参，养神定志，通利关脉……血邪心烦。"《滇南本草》云："丹参……养心定志，安神宁心，健忘怔忡，惊悸不寐。"《本草纲目》云："丹参色赤……入手少阴、厥阴之经，心与包络血分药也……盖丹参能破宿血，补新血。"《本草求真》云："书载能入心包络破瘀一语，已尽丹参功效矣……调经除烦，养神定志及一切风痹。"《得配本草》云："心血不足以养神，神不安而虚火动者，丹参补之。"方中人参入气分，补益心气，安养心神；丹参入血分，养血安神，活血。两药同为君药，一治气一治血，益气活血养血，使气血充足流畅，而心神得安。

臣药是酸枣仁、柏子仁、五味子、珍珠母、郁金。酸枣仁味甘、酸，性平，归心、肝、胆经，能养心益肝、安神、敛汗。多用于阴血虚、心失所养之心悸、怔忡、失眠、健忘等。《名医别录》云："酸枣仁……补中，益肝气，坚筋骨，助阴气。"柏子仁味甘，性平，归心、肾、大肠经，养心安神，润肠通便，用于阴虚、心神失养之心悸、怔忡、虚烦不眠等。《神农本草经》云："柏实……主惊悸，安五脏，益气，除风湿痹。"《本草纲目》云："柏实……养心气，润肾燥，安魂定魄，益智宁神。……柏子仁性平而不寒不燥，味甘而补，辛而能润，其气清香，能透心肾，益脾胃。"酸枣仁与柏子仁同用，能养心安神。酸枣仁入肝、胆经，柏子仁入肾经，两药又能益肝肾，使心肝得养、心肾得交，而神志安宁。君药人参、丹参补益气血，从气血的生成与运行入手；臣药酸枣仁、柏子仁甘润滋养，从润养入手。五味子味酸、甘，性温，归肺、心、肾经，敛肺滋肾，生津敛汗，涩精止泻，养心安神，治疗心悸、失眠、多梦，从收敛入手；珍珠母味咸，性寒，归心、肝经，能平肝潜阳，清肝明目，镇心安神。五味子收敛心肺之气，补心肾之阴，助君药人参益气养阴，使气阴相调，气阴归于心，心神得安；珍珠母潜阳镇静，使阳入于阴，阴阳协调，而魂魄得安，心神安宁。《饮片新参》记载，珍珠母可"平肝潜阳，安神魂，定惊痫，消热痞、眼翳"。郁金味辛、苦，性寒，归肝、胆、心经，能活血行气止痛，解郁清心，利胆退黄，凉血，又性辛散，能行气解郁，清心开窍。郁金可助丹参活血行血，与人参相伍，使补气而不滞气；与酸枣仁、五味子甘酸相伍，收敛而不敛邪。

佐药是茯苓、合欢皮。茯苓味甘、淡，性平，归心、肺、脾、肾经，能利水渗湿，健脾宁心，用于水肿尿少、痰饮眩悸、脾虚食少、便溏泄泻、心神不安、惊悸失眠等。《本草正》云："茯苓……能利窍祛湿，利窍则开心益智，导浊生津，祛湿则逐水燥脾，补中健胃。"合欢皮味甘，性平，归心、肝经，能解郁安神，活血消肿，用于心神不安、忧郁失眠。《神农本草经》云："合欢，味甘，平，主安五脏，利心志，令人欢乐无忧。"《全国中草药汇编》记载，合欢皮"安神解郁，和血止痛"，主治"心神不安，失眠，肺脓疡，咯浓痰，筋骨损伤"。《中药学》记载，合欢皮"安神解郁，活血消肿"，主治"心神不安、忿怒忧郁、烦躁失眠，跌打骨折、血瘀肿痛，肺痈、疮痈肿毒"。茯苓既能助君药人参健脾补气安神，又能使其他诸药不碍胃。合欢皮可助君药丹参活血行气、解郁安神，助臣药郁金行气，并能使酸枣仁、柏子仁、五味子润而不滞、不腻。

使药是夜交藤。夜交藤味甘，性平，归心、肝经，能养心安神，祛风通络，用于虚烦不眠、多梦等。《本草从新》记载，夜交藤"补中气，行经络，通血脉，治劳伤"。《本草正义》记载，夜交藤"治夜少安寐"。

【主治病证】气虚血瘀，心神不安证。可见心悸、怔忡、惊悸不安、失眠、多梦、心烦、神志恍惚或狂躁妄动等。

【临床应用及加减化裁】

❖ 适应证

心脏神经官能症、围绝经期综合征、心肌炎、冠心病、心律失常、抑郁症、焦虑症等。

❖ 加减化裁

有热者，加黄连、莲子心、连翘清心火；有痰者，加石菖蒲、远志化痰开心窍；心神不安较重者，加生龙骨、生牡蛎重镇安神。

（张兰凤）

第三节　漫话膏方

一、历史沿革

中药膏方又称膏剂、膏滋剂、煎膏剂，属于中药丸、散、膏、丹、酒、露、汤、锭8种剂型之一。膏的含义较广：如指物，以油脂为膏；如指形态，以凝而不固称膏；如指口味，以甘浆滑腻为膏。膏，《说文解字》言"肥也"，指心膈间的脂肪。膏剂主要有膏方、硬膏和软膏等，膏方是内服制剂，而硬膏和软膏则是外用制剂。硬膏是利用植物油提取药材成分，除去药渣，再加入樟丹熬制成的黑色固体状，摊涂于布或纸上呈长方形或圆形，即人们常说的膏药，使用时可选择大小合适的膏药，将膏药背面置于热源上加热，使之烊化，然后直接贴于人体的各穴位或外部病灶上，使药物由皮肤毛孔进入经络，以达各脏腑，起到祛风散寒、舒筋活络、化瘀等作用，如市场上的狗皮膏等。软膏是药物与油脂性、水溶性和乳剂型基质均匀混合制成的具有一定稠度的半固体外用制剂，如金黄膏、青鹏软膏等。膏方是一种将中药饮片经过反复煎煮，去渣取汁，蒸发浓缩，加糖或蜂蜜等制成的半流体状剂型，可用于滋补养生、慢性疾病的调治、中青年亚健康状态的调理，以及儿童和青少年体质虚弱、消化不良、厌食等。秦伯未在《膏方大全》中指出："膏方者，盖煎熬药汁成脂液，而所以营养五脏六腑之枯燥虚弱者也，故俗称膏滋药。"以下论述的膏方指内服膏方。膏方的历史源流大致经历了以下3个阶段。

（一）汉唐宋元时期是膏方发展的初期阶段

最初的膏方是以"煎"命名的。东汉末年张仲景《金匮要略》中的一些所谓"煎",即可被视作最早的膏方,如《金匮要略·腹满寒疝宿食病脉证治》说:"腹痛,脉弦而紧,弦则卫气不行,即恶寒,紧则不欲食,邪正相搏,即为寒疝。绕脐痛,若发则白汗出,手足厥冷,其脉沉弦者,大乌头煎主之。"大乌头煎用大乌头五枚,"以水三升,煮取一升,去滓,纳蜜二升,煎令水气尽"。这种制备方法与现代膏方的制作方法大致相同。陶弘景编著的《本草经集注》规定了汤、丸、散、膏、药酒等剂型制造的常规方法,并对于剂型的选择应用提出:"又疾有宜服丸者……宜服膏煎者,亦兼参用,察病之源,以为其制耳。"南北朝陈延之《小品方》记载,单地黄煎主补虚、除热等,用一味地黄取汁,于铜钵中重汤上煮,煎去半,再用新布滤去粗渣,又煎令如饧。此方当是最早的滋补膏方。唐代医家孙思邈《备急千金要方》提出,地黄煎主治脾胃虚热,是一首滋养胃阴并清虚热的膏方。唐代王焘《外台秘要》卷三十一记载的"古今诸家煎方六首"均是滋补强壮以祛除虚损劳伤的膏方。到了宋代,"煎"之名称逐渐为"膏"所代替,宋元时期的膏方基本沿袭唐代的。例如,南宋《洪氏集验方》中的神仙琼玉膏是一首著名的膏方,主治虚劳干咳,由生地、人参、茯苓和白蜜组成,直至今日仍被人们广泛使用。

(二) 明清时期是膏方发展的成熟阶段

这一时期膏方的特点:一是膏方的名称用"某某膏"的方式命名;二是用水多次煎煮,浓缩药液,最后加蜂蜜的制备方法已基本固定;三是临床运用广泛,可用于内、外、儿、妇科;四是药味数量多。如明代孙一奎《赤水玄珠》卷十的补真膏,由黄精、山药、怀地黄、熟地黄等 29 味药组成,主治虚损劳怯。此方药味众多,配伍全面,开现代定制膏方组成药物众多之先端。明代王肯堂《证治准绳》所载通声膏,将药物共研粗末,熬透去渣,加入杏仁液、酥、蜜、姜汁、枣肉,再煎收膏而成,可补气润肺、化痰利窍,专治气阴耗伤之咳嗽气促、胸中满闷、语声不出等症状。明代《景岳全书》所载两仪膏,由人参 120 ~ 250 g、熟地黄 500 g,水煎 2 次,取浓汁加白蜜 120 ~ 250 g 收膏而成,气血双补、形气兼顾,可治疗气血两亏、嗜欲劳伤、胃败脾弱、下元不固诸证。明代倪朱谟《本草汇言》记载了柿饼膏等多种膏方，并阐明了膏滋制备和服用方法等。洪基所著《摄生总要》中的龟鹿二仙膏，用于壮阳填精、抗衰防老，至今仍在临床上被广泛使用。龚廷贤所著《寿世保元》记载有抗衰老膏方，如茯苓膏、银叶膏等。清宫《慈禧光绪医方选议》一书共收载各种内服膏方28首，包括理脾调中的化湿膏、加减扶元益阴膏等；晚清时膏方组成渐复杂，如《张聿青医案·膏方》中的膏方用药往往达二三十味，甚至更多，收膏时常选加阿胶、鹿角胶等，并强调辨证而施，对后世医家影响较大。

（三）近代膏方发展

近代，人们最常使用的膏方是龟苓膏。其最早是广西梧州的民间传统药膳，由龟板、土茯苓、生地、蒲公英、金银花等20余种中药材配制而成，有清热解毒、补肾养颜的功效，对于皮肤干燥、老化、有粉刺，口腔溃疡、口燥咽干，失眠多梦，习惯性便秘，急、慢性泌尿系统感染等有很好的疗效。现代营养学研究发现，龟苓膏含有多种活性多糖和氨基酸，具有低热量、低脂肪、低胆固醇的特点，能够调节血脂和血糖。上海、江浙一带使用膏方也很盛行，民谚有"三九补一冬，来年无病痛。今年冬令补，明年可打虎"的说法。翁老生于上海，其家中长辈在冬天经常做滋补调养膏方，调养身体。从小翁老就跟随长辈一起参与制作膏方，翁老儿时很享受制作膏方的过程，也很喜欢膏方，因为膏方口感细腻，味道甜美。从事中医事业后，翁老很早就开始使用膏方治病，并教病人自己做膏方，膏方疗法也深受病人的喜爱。

随着人民生活水平的提高，保健养生、抗衰老意识的增强，人们喜欢用各种滋补品调养身体，而煎膏剂作为冬令进补的最佳方式，正越来越受到人民群众的喜爱。近年来，在以北京为代表的北方地区，膏方也逐渐在临床中得到应用和推广。内服膏方又有定制膏方和成品膏方的不同。成品膏方有常用的秋梨膏、阿胶膏、夏枯草膏、益母草膏、龟苓膏等，还有古方流传下来的十全大补膏、琼玉膏、两仪膏、龟鹿二仙膏等，不仅在临床上被广泛使用，而且在国内外都享有一定的声誉。定制膏方则强调个体化治疗，由医生根据病人不同的临床表现制定处方，也就是"量体裁衣"，单独加工制备而成，因人而异，针对性强。与成品膏方不同，定制膏方更能体现中医辨证论治、一人一方的特色。现代膏方是以中医药理论为指导，以辨证论治为基础，由中药材、滋补品或食品组成，经去渣滤清、取汁浓缩后，依法调制而成的膏状内服制剂。根据所放入成膏剂的不同，膏方可以分为清膏、蜜膏、素膏、荤膏。将药物煎汁过滤后浓缩成膏状的半成品，在未添加蜜、糖、胶类等成分收膏时称为"清膏"；收膏时加入蜂蜜，称为"蜜膏"。"素膏"仅含植物类药材，不易发霉，四季均可服用；"荤膏"则含有动物胶（药），如阿胶、龟板胶、鹿角胶、紫河车、鹿鞭等，多属温补之剂，不易久存，一般冬季服用。

二、膏方分类及应用

经过多年的临床实践，翁老根据使用人群的不同、作用的不同，将膏方分为治疗膏方、调理膏方、滋补膏方。

（一）治疗膏方

慢性疾病病人，在经过中药汤剂的治疗后，病情逐渐稳定，需长期口服药物巩固疗效时，可选用治疗膏方进行治疗。治疗膏方适用于高血压、冠心病、慢性支气管炎、高脂血症、糖尿病、慢性胃炎、慢性肝炎、早期肝硬化、慢性肾炎、慢性泌尿系统感染、贫血、类风湿关节炎、夜尿多、腰腿痛、男子性功能障碍、女子月经不调、不孕症等。与传统汤剂相比较，膏方由药材饮片经过煎煮后浓缩加工制成，所以浓度高，膏体滋润，药效相对稳定、持久。在临床使用膏方时，医生为每位病人量身定制膏方，以起到平衡阴阳、培补五脏、扶正祛邪、调和气血等多方面的功效。

1. 阴阳相配，以平为期

《素问·生气通天论》曰："阴平阳秘，精神乃治；阴阳离决，精气乃绝。"疾病发生与发展的根本原因就是阴阳失调，因此，调整阴阳为治疗疾病的根本大法。阴虚则阳亢，阳虚则阴盛。根据不同疾病辨证施治，运用中医脏腑五行生克制化理论，补其不足，泻其有余，恢复阴阳的动态平衡是治病的根本原则。若心阴亏虚，阴不制阳，心火内盛，则需滋心阴，降心火；若肾水亏虚，水不制火，心火旺盛，则需泻心火，滋肾水，使阴阳平衡、水火既济。

一般配制膏方时药物多达 30 ~ 50 味，其在药性上多阴阳相配，若一味补阴则滋腻太过而易壅滞脾胃，一味补阳则阳升太过而生火，一味清泻则苦寒败胃。若用大量的温热药物，势必会造成温热伤阴，因此，可适当使用滋阴药物，如此既可防止温热伤阴，又可起到阴中求阳、生化无穷的作用。如翁老用熟地、玄参等滋阴清热之品与黄芪、生晒参等相配；使用性味辛温之桂枝、附子、干姜等温通心阳时，多佐以生地、麦冬、郁金等寒凉之品以兼制其温热。反之，如果膏方中滋阴清热之寒凉药物使用过多，也势必会造成寒凉伤其阳，所以应适当加以温阳药物，以防止寒凉伤阳，温运脾阳，使阴得阳助而运化正常。此外，药性的阴阳也要与四时气候相应：冬季气候寒冷，膏方中要适当加入温通、温运的药物，如桂枝、肉桂、细辛等；夏季天气炎热，可加淡竹叶、菊花、黄连等清热泻火之品；暑湿偏盛时，可加藿香、佩兰等清热化湿之品；秋季燥邪当令，可加沙参、麦冬等滋阴润燥之品。

通过调和阴阳，使机体阴阳相配，水火相济，升降相协，内外平衡。

2. 辨病与辨证相结合

翁老临证以治疗心脑血管疾病及老年疾病为主。他积极主张将中医病因病机、辨证论治与西医疾病病理变化相结合，药物传统功效与中药现代药理研究相结合，在治疗上各取中、西医所长，有的放矢，认为只有这样才能做到真正的继承与发展，才能真正提高疗效。如老年人本身的病理基础存在着多瘀的特点，且现代的微循环、血小板功能、超声多普勒、血管造影等检查手段也进一步证实了心脑血管疾病中血瘀证的存在。翁老在辨证论治基础上，在膏方处方中也结合活血化瘀十二法用药，正确合理使用活血化瘀药（常用药物有丹参、赤芍、川芎、桃仁、红花、郁金、三棱、莪术等），而不是一味滋补。

3. 补泻兼施，扶正祛邪

"邪之所凑，其气必虚""正气存内，邪不可干"，说明致病的外因在于邪，发病的关键却在于正。在服用治疗膏方的病人中，中老年病人居多，这类人群往往基础疾病较多，久病往往耗伤气血，且同时兼夹气滞、血瘀、痰浊等实邪。虚实夹杂，纯补恐助其邪实，闭门留寇；纯泻恐虚者更虚，耗伤气血更甚。因此，翁老主张用膏方补泻兼施，通利气血，以通为补。虚多实少者宜以补虚为主，佐以祛邪，使补而不腻，补而不滞；虚少实多者，采用急攻以存正的治法，从而达到祛邪以扶正的目的，这体现了"祛邪即扶正""邪去正自安"的治疗思想。如心绞痛血瘀严重时，仅用一般养血活血或活血化瘀的药物，难以短期见效，当选用三棱、莪术破血活血，或全蝎、蜈蚣等虫类药物加强活血力量，但此类药物过于峻猛，易耗伤气血，不宜长期服用，应中病即止，在症状减轻后改为缓和的活血药物长期口服。虚实并重者，补虚泻实同用，根据脏腑、气血、阴阳，何虚补何。气虚用党参、太子参、西洋参、黄芪等，阳虚用细辛、干姜、附子等，阴虚用麦冬、沙参、熟地等，血虚用大枣、当归、阿胶等，脾虚加山药、茯苓、白术等。根据辨证论治，夹有气滞者予疏肝行气，夹有瘀血者予活血化瘀，夹有痰湿者予化痰利湿等，以发挥损其有余、补其不足之功。

4. 用药特色

治疗膏方以病人平时的处方为基础进行加减，根据调和阴阳、调和气血、调理脏腑、调畅气机、扶正祛邪的理论，适当增加药味，使之能够更加全面地对病人进行整体调理。此外，在药物的选择上，对于同种作用的药物，尽量选出膏量大的药物，如益气类的红参、党参、西洋参、黄芪等，健脾类的山药、炒白术、大枣等，补肾类的熟地、肉苁蓉、巴戟天、补骨脂等，活血类的三七、当归、川芎等，化痰湿类的陈皮、茯苓、川贝、泽泻等。治疗膏方以治疗疾病、巩固疗效为目的，故用药上应适当顾及口味及口感，但如果病情需要，即使是味极苦的黄连也要使用。

治疗膏方并不需刻意使用贵细药材，而以治疗疾病的常规用药为主，价格合理，因此，病人都能够接受。病人可以自己动手制作膏方，也可以交给医院代为加工制作。

膏方使用方式灵活，有以下特点。①服用汤药病情稳定后，可继续根据原处方进行加减化裁，制成膏方，用药更加全面，药量为一剂药的常规剂量，一料处方开 15~20 剂即可，总药量达到 7~8 kg 即可制作出 1~2 个月的膏方。②服用清热、行气、化痰、祛湿、活血等以祛邪为主的汤药病情好转后，可继续根据病情服用祛邪的汤药，同时根据病人本虚情况联合补益膏方治疗。③汤药处方可以根据病人病情变化随时调整，补益膏方在不影响祛邪的情况下可以长期服用，以图缓功，如邪气加重，暂不适宜扶正时，可暂停服膏方。

5. 膏方的制作方法

先把所有的中药用清水清洗，加水至高出药物表面 10 cm 左右，充分浸泡药物 1~2 个小时；后用大的不锈钢锅或砂锅煎煮中药，第 1 次煮沸后文火煮 30~60 分钟，用纱布过滤药汁取汁；再连续煮 2 次，把 3 次的药汁用纱布过滤后集中在一个较大的容器中；然后将药汁蒸发浓缩准备收膏。（贵细药，如人参、冬虫夏草、西红花等，可以打成粉末放入主容器中；阿胶、龟板胶、鳖甲胶等，需加入黄酒，小火熬烊，之后也加入待收膏的主容器中。）将蜂蜜、糖等加入主容器中，待所有的膏方内容物全部进入主容器后，将主容器移至火炉上，用小火慢慢煎熬。必须用文火，边煎熬边用筷子调匀，煎熬大约 2 小时，锅中的内容物成为半固体状态，用筷子提取能黏附于表面，但可以慢慢掉下时，膏方基本形成。膏方形成后，不能急于盖上盖子，也不能马上将之移放到膏方罐中，必须晾干。这样可以避免因水蒸气潴留而导致膏方变质。待晾干后，再将之移到瓷罐（锅、钵）中，也可用搪瓷锅盛放，但不宜用铝锅、铁锅等金属器皿作为盛器，以免引起化学反应。

6. 膏方的储存及食用方法

一料膏方通常可服 4~8 周，因其中含有大量糖分，有的还含动物蛋白，温度过高容易导致变质发霉，所以膏方装入罐后，须放在阴凉干燥处或冰箱冷藏。服膏方时，应备一个专用汤匙，每次应保证其干净、干燥无水分，以免把杂质、水分带进瓶罐里而造成膏方发霉变质。膏方上出现霉点时，可用干净的水果刀刮去表面有霉点的一层，再隔水高温蒸。如果霉点较多，并且在膏面的深处也有霉点，说明膏方已经变质，不能继续服用。服膏方时每次用汤匙取 1 匙，合 10~15 ml，每日 2 次，早晚服用。

验案举例

医案一

邓某，男，70 岁。2013 年 12 月就诊。

初诊：病人有冠心病病史 9 年，2004 年在当地医院行冠脉支架置入术（1 枚）。现心悸胸闷，心律失常，纳可，眠差，入睡困难，大便可，日 2 行，舌暗红，苔黄厚腻，脉弦细略滑。2012 年 4 月 10 日冠脉 CTA 示：右冠脉狭窄 20%～30%，左冠脉狭窄 50%～60%。

处方：

生黄芪 15 g	炙黄芪 15 g	红景天 10 g	怀牛膝 12 g
黄 精 15 g	北沙参 15 g	南沙参 10 g	玄 参 12 g
丹 参 15 g	川 芎 12 g	红 花 12 g	生晒参 6 g（另煎）
赤 芍 15 g	延胡索 12 g	鸡血藤 15 g	当 归 12 g
三 棱 10 g	莪 术 10 g	郁 金 12 g	肉 桂 6 g
高良姜 6 g	酸枣仁 15 g	柏子仁 15 g	五味子 10 g
合欢皮 15 g	炒神曲 15 g	焦三仙各 15 g	茯 苓 15 g
薏苡仁 15 g	猪 苓 12 g	佛 手 12 g	玫瑰花 6 g
陈 皮 10 g	薤 白 15 g	瓜 蒌 15 g	法半夏 10 g
桔 梗 15 g	覆盆子 15 g	桑螵蛸 12 g	生蒲黄 12 g（包煎）
莲子肉 15 g	炒白术 12 g	山 药 15 g	墨旱莲 15 g
狗 脊 15 g	菟丝子 15 g	韭菜子 12 g	巴戟天 12 g
锁 阳 12 g	川牛膝 15 g	三七粉 12 g（收膏时冲入药汁）	

15 剂的量做成膏方。

按：冠心病属中医"胸痹"范畴，《金匮要略》记载其病机为"阳微阴弦"。"阳微"指心气不足，心阳不振，是本病之本；"阴弦"即瘀血、痰浊、寒凝、气滞等实邪，是其标。病人必先有心气亏虚、心阳不振，再加嗜食肥甘、劳倦失宜、七情所伤等因素，才有气滞、瘀血、痰浊、寒凝等实邪酿久而生（即"邪之所凑，其气必虚"），气滞寒凝，痰瘀互结，痹阻心脉，发为胸痹。根据病人症状及舌脉，辨证为气虚血瘀、心肾不交、脾虚湿蕴，治疗以益气活血、健脾补肾、养心安神、行气化湿为法。生黄芪、炙黄芪、红景天、黄精、生晒参补气；合欢皮、炒神曲、焦三仙、茯苓、薏苡仁、猪苓、陈皮、薤白、瓜蒌、法半夏、桔梗、莲子肉、炒白术、山药健脾化湿、淡渗利湿、消食和胃，通过增强脾胃运化水谷及水液的作用，以达到湿化、痰消、胃和的目的，使补而不腻，邪去正安。辨病与辨证相结合，冠脉支架置入术后再狭窄的病机与脂毒、瘀毒有较密切关系，除化痰祛浊外，活血化瘀是重要的治疗手段，尤其此病人血瘀情况严重，以常规的三七粉、丹参、川芎、红花、赤芍、延胡索、川牛膝、当归、生蒲黄、郁金活血化瘀、行气活血，力量略显不足，故加用藤类药物鸡血藤活血通络，三棱、莪术破血活血；心阳不振，故以肉桂、高良姜温经通络，覆盆子、桑螵蛸、狗脊、菟丝子、韭菜子、巴戟天、锁阳、怀牛膝温阳；药物过热会伤阴，故加用北沙参、南沙参、玄参滋阴清热，以防阳盛伤阴；气行则血行，调血必调气，故加佛手、玫瑰花疏肝理气；病人睡眠差，心神不宁，故加酸枣仁、柏子仁、五味子养心安神。全方组成全面，调和阴阳，调和气血，调畅气机，平衡寒热，扶正祛邪，调和脏腑，达到阴平阳秘、邪去正安的目的。

医案二

张某，女，85岁。2015年1月就诊。

初诊：病人患高血压20余年，平素口服苯磺酸氨氯地平、酒石酸美托洛尔治疗，近10年血压不稳定，伴冠心病、高脂血症、颈动脉斑块病、乳腺切除术后、膝关节退行性变、哮喘、腰椎间盘突出症、尿酸升高等病史。2个月前无明显诱因突然出现心悸，自觉心律失常，休息后缓解，先后服用稳心颗粒等药物，疗效不佳。现病人活动多时胸闷、心悸，每天发作5次，每次持续20～30分钟，服用速效救心丸效果不佳。全身乏力，怕热怕冷，腰酸，小腿抽筋，下肢肿胀，纳可，口干、口黏，入睡困难，眠中易醒，多梦，睡前服用地西泮 1 mg，效果不佳。易受惊，最长睡眠 4 小时，小便急，遗尿，大便干，必须使用开塞露，日 1 次。舌暗红，苔薄黄，脉弦细。

处方：

延胡索 12 g	百　合 15 g	山　药 15 g	天　麻 12 g
丹　参 12 g	柴　胡 10 g	泽　泻 12 g	郁　金 12 g
赤　芍 12 g	生　地 15 g	炒白术 12 g	菊　花 12 g
合欢皮 15 g	柏子仁 15 g	火麻仁 15 g	莲子肉 15 g
覆盆子 15 g	肉苁蓉 12 g	酸枣仁 15 g	车前草 15 g
决明子 12 g	五味子 10 g	葛　根 15 g	女贞子 12 g
狗　脊 15 g	黄　芩 12 g	银柴胡 10 g	钩　藤 12 g（后下）
杜　仲 12 g	桑寄生 12 g	牡丹皮 12 g	龟　板 15 g（先煎）
茯　苓 15 g	炒神曲 15 g	三七粉 3 g（收膏时冲入药汁）	

20 剂的量做成膏方。

二诊（2015 年 4 月 16 日）：服用膏方两个半月，仍有心悸，但心悸时间缩短，活动量大后加重，休息后缓解，血压较前稳定，睡眠较前改善，睡眠时间延长，梦减少，醒的次数减少，平时怕冷，白天偶尔口干，晨起口干严重，便前腹痛，便干难出，需要使用开塞露，每日 1 次，纳可，偶有厌食，下肢水肿多年，右腿重，晨起减轻，最近双手有胀感，活动后减轻，晨起严重，舌暗红，苔薄黄，脉弦细。2015 年 3 月 26 日尿微量白蛋白 29 mg/L，高于正常值。

处方：

红景天 12 g	刺五加 10 g	党　参 12 g	生黄芪 12 g
葛　根 12 g	天　麻 10 g	盐杜仲 10 g	柴　胡 10 g
黄　芩 12 g	生　地 12 g	火麻仁 20 g	牡丹皮 12 g
丹　参 15 g	赤　芍 15 g	延胡索 12 g	五味子 6 g
合欢皮 15 g	酸枣仁 15 g	柏子仁 12 g	茯　苓 12 g
谷精草 15 g	菊　花 12 g	车前草 15 g	覆盆子 15 g
桑　椹 15 g	桑寄生 12 g	狗　脊 15 g	枸杞子 15 g
莲子肉 15 g	炒神曲 15 g	百　合 15 g	玄　参 12 g

阿　胶 10 g　　　肉苁蓉 12 g　　　女贞子 10 g　　　龟　板 15 g（先煎）

钩　藤 10 g（后下）

20 剂的量做成膏方。

按：病人为老年女性，有多种基础疾病，症状繁多复杂。单以汤药治疗，由于药味所限，不能够针对病人诸多不适而面面俱到，此时最适合使用膏方治疗。病人年过八旬，脏腑亏虚，肝肾阴虚，阴不敛阳，肝阳亢盛于上，肾阴亏虚于下，故阴阳失衡，而见怕冷又怕热、血压升高不稳、遗尿；肾水不足，不能上济心火，心肾不交，心火内盛，扰动心神，心神不宁，故心悸不适、失眠、多梦易惊；脾虚运化失司，水谷精微难以化生，肌肉四肢失于濡养，故周身乏力、活动后心悸加重；气虚则推动血液运行无力，血流缓慢不畅而成瘀血，瘀血痹阻心脉，故胸闷；肠燥津伤，大肠失于濡润，传导不利，故大便干燥。因此，本病为本虚标实，本虚涉及的脏腑有心、肝、脾、肾、大肠，标实为火、瘀。治疗须标本兼治，以天麻钩藤饮加减（天麻、钩藤、杜仲、桑寄生、黄芩、车前草、菊花、牡丹皮）平肝潜阳、滋阴降火；覆盆子、女贞子、狗脊、龟板补肝肾、强腰膝、稳定血压、止腰酸、止遗尿；丹参、郁金、赤芍、葛根、三七粉活血化瘀；柴胡、银柴胡、百合、延胡索疏肝理气，使气行则血行，加强活血效果；合欢皮、柏子仁、酸枣仁、五味子滋肾阴、降心火、养心安神；火麻仁、肉苁蓉、决明子、生地滋阴润肠通便（病人高龄，通便不能过于峻猛，以免伤正气，加重病情）。膏方药味较多，功效全面，翁老认为用药须动静结合。因此，在使用膏方时应注意顾护脾胃运化功能，以免滋阴补益药物滋腻碍胃，阻碍脾运，津液停聚而为湿、为痰，同时也避免影响药物的消化吸收，从而影响疗效，故加用泽泻、炒白术、莲子肉、炒神曲、山药、茯苓健脾化湿和胃。

复诊时病人心悸减轻，血压较前稳定，睡眠好转，根据症状及舌脉，考虑病机为以脾肾两虚为主，标实减轻，本虚为重。故治疗以扶正为主，祛邪为辅，以党参、生黄芪、茯苓、莲子肉、红景天、刺五加益气健脾、养心；覆盆子、桑椹、桑寄生、狗脊、枸杞子、阿胶、龟板、女贞子补肾水、温肾阳；天麻、钩藤、盐杜仲、黄芩、牡丹皮、菊花、谷精草、车前草、玄参滋阴清热、平肝潜阳；葛根、丹参、赤芍活血化瘀，配以柴胡、延胡索、百合疏肝行气解郁，使气行则血行（针对血瘀之标）；合欢皮、酸枣仁、柏子仁、五味子养心安神，继续巩固疗效；生地、火麻仁、肉苁蓉润肠通便；炒神曲消食和胃，使补而不腻。

医案三

李某，女，79 岁。2014 年 12 月 14 日就诊。

初诊：病人有冠心病、高血压病史多年。2011 年发作心悸，在北京某医院诊断为心房颤动。2013 年 5 月安装心脏起搏器。2013 年 7 月在翁老处就诊，当时心悸，夜间尤甚，血压不稳，时左头麻木，左上肢麻木，气短乏力，易激动，易流泪，双手肿胀，动则气喘，眠差，多梦，梦魇，早醒，纳食可，大便不规律，舌暗红，苔白腻，脉沉弦。服汤药 1 年余，病人自感症状明显减轻，自行停药 1 个月余。近期劳累后症状有所反复，再次就诊。现病人频发活动后气短、心悸、头晕，服丹参滴丸 10 粒，效果不佳，喜大口喘气，口干，纳食一般，全身乏力，眠中易醒，多梦，无梦魇，夜尿频（3 次），大便干、量少，日 1 次。舌淡胖、边有齿痕，苔薄白，脉弦细。餐后 2 小时血糖在 8～9 mmol/L，血压 127/65 mmHg。

处方：

熟 地 12 g	百 合 15 g	川牛膝 15 g	山 药 20 g
生 地 15 g	北沙参 15 g	炒白术 20 g	怀牛膝 15 g
天 麻 12 g	太子参 10 g	黄 芩 15 g	狗 脊 15 g
高良姜 6 g	生黄芪 15 g	续 断 15 g	当 归 15 g
茯 苓 20 g	炒神曲 20 g	灵 芝 10 g	猪 苓 15 g
合欢皮 20 g	鸡血藤 15 g	牡丹皮 15 g	肉 桂 6 g
酸枣仁 15 g	莲子肉 15 g	菟丝子 12 g	五味子 10 g

决明子15g　　　女贞子15g　　　生山楂15g　　　葛　根20g

黄　精15g　　　盐杜仲12g

14剂的量做成膏方。

> **按**：病人有冠心病、心房纤颤等疾病，安装心脏起搏器后仍心悸，症状不能缓解，情绪不佳，悲观、易怒，血压不稳，此时病情不稳定，须服用汤药，根据病情变化，时时调整治疗方案。在经过1年余的汤药调理后，病人整体情况逐渐稳定。病人此次就诊时已进入冬季，冬季为膏方进补的有利时节，故采用膏方治疗。根据病人症状，考虑其病机为本虚标实。本虚：心气不足、心失所养，则心悸、心神不宁、失眠；肺气阴两虚，不能宣发肃降，肺气上逆则气喘、动则加重，津不上承则口干；脾虚不能运化水谷精微，周身失养，则乏力；肝虚则阳亢，上扰清窍，则头晕；肾虚不能固涩，则尿频。标实为气虚无力推动血液运行，瘀血内阻。故治疗以调和五脏、活血化瘀为法。方中山药、炒白术、太子参、生黄芪、莲子肉、灵芝、百合、北沙参健脾益气、滋阴润肺；熟地、生地、怀牛膝、续断、菟丝子、女贞子、黄精、盐杜仲、狗脊补肾填精、强腰膝；合欢皮、酸枣仁、五味子养心安神；天麻、黄芩、牡丹皮、决明子平肝清热潜阳；高良姜、肉桂温中散寒（时值冬季，天气寒冷，因时制宜）；当归、鸡血藤、葛根、川牛膝养血活血、化瘀通络；茯苓、猪苓健脾化湿、淡渗利湿，生山楂、炒神曲健脾消食，以防滋补药物过多，滋腻碍胃。全方以扶正为主，化瘀祛邪为辅，气血同补，阴阳同调，共同达到气血、阴阳调和的目的。

（二）调理膏方

中医"未病学"理论中的"未病"，包含无病状态、病而未发、病而未传几层含义，相当于亚健康状态。亚健康是一种临界状态，处于亚健康状态的人，虽然没有明确的疾病，但却有精神活力、适应能力和反应能力的下降，如果这种状态不能得到及时纠正，非常容易引起心身疾病。随着人们生活节奏加快、工作压力增大，目前处于亚健康状态的人群越来越庞大，他们有着各种各样的症状，如疲乏、无力、气短、失眠、头晕、心烦易怒。膏方对调节阴阳平衡、纠正亚健康状态、使人体恢复到最佳状态有较为显著的作用。调理膏方适用范围广泛，老少咸宜，四季皆可，可养生调摄、扶正祛邪、培元固本。在防病治病上，膏方对于调治高血压前期、糖尿病前期、围绝经期综合征、疲劳综合征等亚健康状态有良好的作用。调理膏方从个人出发，辨证施治，整体调理，体现了"以人为本""因人制宜"的中医特色。

1. 中年人亚健康状态——气血互调，以通为补

多数中年人都有生活、工作压力大，脑力劳动过度及劳逸失当等问题。中医学认为，七情内伤发病的基本病机为气机郁滞，而气机郁滞的形成是因为肝气疏泄不及，引起气机升降失常。气为血帅，血为气母，气病及血，则气血失和。肝主疏泄，调畅气机，肝的疏泄功能正常，则气机调畅、气血和调、经络通利，脏腑组织的活动也就正常协调。人的精神情志活动，除由心神主宰外，还与肝的疏泄功能密切相关，故有"肝主谋虑"之说。在正常生理情况下，肝的疏泄功能正常，肝气升发，既不亢奋，也不抑郁，舒畅条达，则人能较好地协调自身的精神情志活动，表现为精神愉快、心情舒畅、气和志达、血气和平。肝失疏泄，则易引起人的精神情志活动异常：疏泄不及，则表现为郁郁寡欢、多愁善虑等；疏泄太过，则表现为烦躁易怒、头涨头痛、口干口苦、面红目赤等。肝失疏泄日久，肝木克伐脾土，脾失健运，水液运化失常，痰湿内盛，则出现食少腹胀、便溏不爽，或腹痛欲泻，或大便秘结等症状。劳累过度则耗气伤血，气血运行迟缓，气行不畅，气机升降失常；饮食不节，暴饮暴食，过食肥甘厚味，则湿热内蕴，阻滞中焦，气机不畅，而致气滞血瘀。

因此，膏方在用药上，治气必治血，治血必调气。根据病人的症状，通过辨证论治，调补及疏通气血，以补气、行气、养血、活血、化湿、祛痰为法，令气机调畅，通补兼施，以通为补，可使邪去正安，补而不滞，气血平衡。处方以一方为主，多方化裁，合理配伍，可使气血平和，气机调畅，阴阳平衡。治疗常以逍遥散、柴胡疏肝散、四逆散等为主方。常用补气药有太子参、党参、西洋参、黄精、黄芪等，常用健

脾化湿药有山药、茯苓、炒白术、炒薏苡仁等，常用补血药有当归、白芍、熟地、阿胶等，常用活血药有三七、川芎、丹参、葛根、延胡索等，常用行气药有香附、郁金、香橼、佛手、苏梗等，常用清热药有牡丹皮、炒栀子、知母等。

2. 老年人亚健康状态——培补先天与后天，注重活血化瘀

肾为先天之本，藏精，为生命之根，藏真阴而寓元阳，对机体各脏腑组织起着滋养、濡润、推动、温煦作用。肾精决定着机体的生长发育，为人体生长发育之根。补肾填精是延缓衰老和老年期调养的重要手段。肾阴虚者，可使用山萸肉、桑椹、墨旱莲、女贞子、枸杞子、龟板胶、鳖甲胶等；肾阳虚者，常用仙茅、淫羊藿、巴戟天、肉苁蓉、锁阳、鹿角胶等。

脾为后天之本、气血生化之源，主运化，五脏六腑维持正常生理活动所需要的水谷精微都有赖于脾的运化作用。脾运化水谷及水湿的功能失常，必然会导致气血生化乏源，水湿、痰饮等病理产物在体内停滞，引起疲乏无力、头晕眼花、面色少华、食少纳呆、腹胀、脘腹胀闷、口黏不渴、便溏、肢倦、久泻脱肛甚或内脏下垂等症状。治疗宜以四君子汤或六君子汤、参苓白术散等为主方加减，多使用党参、黄芪、白术、扁豆、大枣等健脾益气之品，加入藿香、佩兰等芳香化浊、醒脾燥湿之品。若出现久泻脱肛甚或内脏下垂等中气下陷之证，可以补中益气汤为主方，加补气升提之品等。膏方多使用补益之品，较为滋腻，故在用补虚药物时，须佐以健脾理气之药，如砂仁、山楂、神曲、鸡内金等健运中焦，才能通补兼施，使补而不滞，以防有虚不受补之虞。

老年人多虚多瘀，瘀血是老年人最常见的病理基础。气行则血行，气虚运血无力，血行迟滞致瘀，则疼痛且痛有定处、肌肤甲错、唇舌紫暗及瘀斑等。有些老年人并没有特殊不适症状，但从舌质及血液流变学、微循环的改变、组织器官的缺血改变等方面，均可以看出其有血瘀存在。根据病情进行辨证论治，针对不同病机采用不同的活血化瘀方法。如以生黄芪、党参、当归、丹参、红花、川芎、赤芍等益气活血，以荜茇、高良姜、细辛、桂枝、干姜温阳活血，以红花、赤芍、丹参、降香、川芎理气活血，以生地、百合、麦冬、玄参、当归、丹参养阴活血等。

3. 围绝经期——补肾调肝，补益纠偏

《素问·上古天真论》云："女子五七，阳明脉衰，面始焦，发始堕。六七，三阳脉衰于上，面皆焦，发始白。七七，任脉虚，太冲脉衰少，天癸竭，地道不通，故形坏而无子也。"此段原文指出人体的生长发育与衰老的过程就是肾气和天癸由"实"至"竭"的过程。肾为先天之本，主藏精。天癸乃肾中精气充盈后所产生的具有促进人体生殖器官成熟、并维持生殖功能之作用的物质。天癸源于肾精，随着肾气盛衰，天癸也会经历由"实"至"竭"的过程。女子约49岁时，进入围绝经期，肾气渐衰，天癸将竭，精血不足，又因操劳过度，情志失调，营阴暗耗，肾阴更亏，阴虚不能潜阳，阴阳平衡失调，而出现诸多症状。因此，在围绝经期前后肾虚是主要病理基础。

肝为血海，主疏泄，主藏血，血舍魂。肝主疏泄，调畅气机，调节气血，调节情志。肝藏血，肝血充足，肝得其养，则疏泄功能正常。人体气机疏通畅达，血液和津液能够正常输布代谢，则情志舒畅；如果肝气郁结，气机不畅，气血失和，则情志抑郁或亢奋。反之，情志失常又会干扰人体的气血运行，使气机升降失常，使人出现肝气郁结。

肝主疏泄，肾主封藏，疏泄使封藏有度，封藏可防止疏泄过度，二者藏泄互用。肝属木，肾属水，肾水生肝木，肾藏精，肝藏血，肝血有赖于肾精的化生，才能克制肝阳之亢，而肾精有赖于肝血濡养，才能维持阴阳协调。肝肾同源，精血同源，肾精与肝血一荣俱荣，一损俱损。若水不涵木，肾水亏虚无以滋养肝木，则肝肾阴虚，肝阳上亢；若肝病及肾，肝阴不足，阳失潜藏，下劫肾阴，则加重肾阴亏虚。因此，在围绝经期前后，人体由于肾气渐衰，肝阴血亏耗，血海不足，肝失疏泄，会出现情志抑郁、亢奋、烘热汗出等症状。这说明肝、肾与围绝经期综合征的发病关系密切。

因此，在临床中常以四逆散、柴胡疏肝散、逍遥散调肝理气、舒畅气机。肝血亏虚时可合用四物汤养血补血，也可以六味地黄汤、知柏地黄汤或者二仙汤等调补肝肾。膏方用药功效全面、补泻兼施。若肝肾阴虚、肝阳上亢，不能单纯以熟地、枸杞子、山萸肉、桑椹等一派滋阴药

物治疗，须在滋阴的同时加用天麻、钩藤、决明子等平肝潜阳之品。疏肝理气，以柴胡、郁金、香附、苏叶、苏梗、玫瑰花等为主；活血化瘀，以三七、川芎、丹参、赤芍、桃仁、红花等为主；有便秘者，须加泻下通腑之品（如火麻仁、肉苁蓉、决明子、生地）润肠通便，重者加酒军或生大黄。

验案举例

医案一

刘某，男，65岁。2013年11月就诊。

初诊：病人平素体虚易外感。2012、2013年先后两次感冒后出现咳嗽、咯血并住院治疗，出院后精神不好，体质很差，手足发凉，怕冷，每次感冒后经久难愈，纳食欠佳，睡眠尚可，二便可。舌暗红，苔白，脉沉细。

处方：

炙黄芪 90 g	西洋参 45 g	南沙参 120 g	北沙参 120 g
玄 参 90 g	郁 金 75 g	玉 竹 90 g	天 冬 60 g
麦 冬 60 g	杏 仁 45 g	银 杏 45 g	大 枣 300 g
茯 苓 150 g	山 药 150 g	陈 皮 45 g	佛 手 45 g
山萸肉 36 g	炒白术 90 g	枸杞子 150 g	桑 椹 150 g
熟 地 150 g	百 合 300 g	黄 精 150 g	女贞子 120 g
神 曲 45 g	龟板胶 75 g	桔 梗 150 g	莲子肉 240 g
炒薏苡仁 45 g			

上药1剂做成膏方。

二诊（2014年9月）：病人自感精神有所好转，体力较前有好转，感冒次数减少，咳嗽、咯血减轻，纳食好转，睡眠尚可，二便可。舌暗红，苔白，脉沉细。

处方：

炙黄芪 45 g	生黄芪 45 g	黄 精 45 g	生晒参 30 g（另煎）
党 参 45 g	北沙参 45 g	玄 参 45 g	生薏苡仁 90 g
熟 地 60 g	生 地 60 g	玉 竹 45 g	麦 冬 45 g

天　冬 30 g	五味子 30 g	枸杞子 60 g	菟丝子 45 g
覆盆子 90 g	肉苁蓉 30 g	怀牛膝 60 g	川续断 45 g
杏　仁 30 g	银　杏 30 g	桂圆肉 45 g	大　枣 150 g
桑　椹 60 g	茯　苓 150 g	山　药 180 g	炒白术 90 g
佛　手 45 g	陈　皮 45 g	百　合 150 g	桔　梗 150 g
莲　子 300 g	神　曲 150 g	山　楂 180 g	赤　芍 90 g
白　芍 60 g	丹　参 90 g	当　归 60 g	郁　金 45 g
阿　胶 60 g	龟板胶 60 g	鳖甲胶 30 g	炒薏苡仁 90 g

三七粉 9 g（收膏时冲入药汁）

上药 1 剂做成膏方。

2015 年 4 月对病人进行随访，膏方均为病人自己熬制，每年熬制 1 次，秋、冬季服用，目前已连续服用 2 年膏方。现病人自觉不怕冷，未再感冒，无咳嗽，咯血彻底消除，精神好转。

> **按**：病人素体亏虚，体虚卫外不固，故易感受外邪。肾为先天之本，脾为后天之本，先天之肾不足，则后天脾失于先天之滋养，脾胃亏虚；脾主运化水谷精微，脾虚失运，不能化生精微，则不能濡养周身，不能濡养先天之肾，加速了肾脏的虚衰。先后天亏虚，则不能充养其他脏腑。水谷入胃，脾气散精，上输于肺，脾虚则肺无精微濡养，导致气阴两虚，阴虚则火旺，灼伤脉络而引起咯血。故治疗以调补先天与后天、健脾益气、补肾填精、滋阴润肺为主，佐以淡渗利湿、和胃消积为法。炙黄芪、西洋参、南沙参、北沙参、玉竹、山药、炒白术、黄精、莲子肉和大枣补气阴、养肺脾、补后天；天冬、麦冬、百合和玄参滋阴润肺、清热凉血；山萸肉、枸杞子、桑椹、熟地、女贞子和龟板胶补肾填精、培补先天；炒薏苡仁、茯苓、陈皮、杏仁和桔梗健脾化湿、化痰止咳；郁金、银杏活血行气；佛手、神曲理气和中、消食开胃，使补而不腻，利于膏方的消化吸收。

次年复诊时，病人阴虚火旺之象减轻，肺、脾、肾亏虚好转，故继续培补先天与后天，在滋阴清热润燥的同时，加入温补阳气之品，使阴阳平衡，阳中求阴，阴中求阳。方中炙黄芪配生黄芪，生晒参配党参、大枣、山药、炒白术、莲子、桂圆肉合用，甘平与甘温同用，补益肺、脾、肾三脏之气；黄精、玉竹、北沙参、玄参、麦冬、天冬、百合与生地滋阴清热，以防温热伤津；枸杞子、白芍、菟丝子、覆盆子、肉苁蓉、怀牛膝、川续断、桑椹、五味子和熟地补肾、阴阳双补；阿胶、龟板胶、鳖甲胶滋阴清热润燥；三七粉、银杏、赤芍、丹参、当归和郁金行气活血、养血活血、活血化瘀；杏仁、茯苓、陈皮、桔梗宣肺化痰止咳以治标；佛手、炒薏苡仁、生薏苡仁、神曲和山楂助脾胃运化、化湿和胃。全方以益气养阴为主，又考虑冬季寒冷且老年人阴阳俱虚，故在虚热减轻后，加入温阳补气之品，以扶正固本。经过2个冬季的膏方调理，病人脏腑亏虚得补，阴阳失衡得调，气血亏虚得养，湿浊、血瘀、燥热得减，正气存内，邪不可干，故体力好转，不再容易感受外邪，内邪亦减，咳嗽、咯血缓解。

医案二

李某，男，45岁。2013年11月就诊。

初诊：病人有高脂血症、高血压、肾功能障碍病史，平素血压控制尚可，无明显头晕、头痛，但近3年乏力，身体沉重，多梦，饮食可，二便调，舌红，苔薄黄、微腻，脉弦。

处方：

熟　地 100 g	土茯苓 100 g	山　药 150 g	川牛膝 100 g
生　地 120 g	天　麻 100 g	怀牛膝 150 g	续　断 150 g
炙黄芪 120 g	生黄芪 100 g	生山楂 150 g	女贞子 150 g
泽　泻 100 g	狗　脊 150 g	黄　芩 150 g	秦　艽 120 g
知　母 100 g	菊　花 100 g	益母草 100 g	佩　兰 150 g
广藿香 100 g	桑　椹 120 g	枸杞子 120 g	地肤子 150 g
炒扁豆 120 g	决明子 100 g	菟丝子 100 g	生薏苡仁 100 g

猪　苓 100 g	酸枣仁 100 g	桑寄生 150 g	麸炒薏苡仁 100 g
桑　叶 120 g	荷　叶 120 g	关黄柏 120 g	钩　藤 150 g（后下）
炒神曲 150 g	茯　苓 100 g	盐杜仲 100 g	龟板胶 50 g
鳖甲胶 50 g			

上药 1 剂做成膏方。

二诊（2014 年 10 月）：病人 5 天前行痔疮手术，目前不能保持坐位。乏力好转，仍多梦，血压控制可，饮食可，二便调，舌红，苔薄白、微腻，脉弦。

处方：

熟　地 150 g	天　麻 100 g	怀牛膝 200 g	北沙参 150 g
丹　参 250 g	川　芎 200 g	川牛膝 250 g	百　合 250 g
山　药 300 g	生　地 250 g	炒白术 250 g	虎　杖 120 g
郁　金 250 g	生黄芪 150 g	续　断 200 g	炙黄芪 150 g
党　参 200 g	黄　芩 200 g	狗　脊 200 g	当　归 250 g
龟板胶 150 g	阿　胶 100 g	盐杜仲 150 g	炒神曲 250 g
茯　苓 250 g	鸡血藤 300 g	桑寄生 300 g	猪　苓 150 g
酸枣仁 200 g	厚　朴 100 g	牡丹皮 150 g	肉　桂 50 g
菊　花 150 g	菟丝子 150 g	柏子仁 200 g	枸杞子 200 g
佛　手 120 g	路路通 150 g	葛　根 300 g	生薏苡仁 300 g
黄　精 200 g	五味子 150 g	决明子 150 g	山萸肉 150 g
生山楂 300 g	麸炒薏苡仁 150 g		

上药 1 剂做成膏方。

按：病人乏力、身沉，结合舌脉，辨证为痰湿内蕴。痰湿阻滞，血液运行不畅，则瘀血内阻。病人年过四旬，肾气衰，阴不敛阳，肝阳上亢。故治疗以祛邪为主，扶正为辅，以健脾化湿、活血通络、平肝潜阳为法，以土茯苓、泽泻、佩兰、广藿香、地肤子、生薏苡仁、麸炒薏苡仁、猪苓、关黄柏、秦艽、茯苓健脾化湿、淡渗利湿、清热利湿，炙黄芪、生黄芪、山药、炒扁豆、炒神曲健脾益气，熟地、续断、女贞子、狗脊、桑椹、枸杞子、菟丝子补肾培元、天麻、黄芩、钩藤、知母、生地、菊花、决明子、桑寄生、盐杜仲、川牛膝、怀牛膝、益母草（即天麻钩藤饮）滋补肝肾、平肝潜阳、活血化瘀，龟板胶、鳖甲胶补阴且利于成膏，生山楂、桑叶、荷叶降血脂（为辨病用药）。本方以祛邪为主，可使邪去正安，湿浊得化、瘀血得消、肝阳得平，脏腑功能恢复正常，气血调和，阴阳平衡，正气得复。此即翁老的"以通为补"理论的具体运用。

复诊时，病人肛肠手术后，身体气血亏虚、脏腑亏虚，故治疗时扶正与祛邪并重，加强益气健脾补肾的力量，以山药、炒白术、生黄芪、炙黄芪、党参健脾益气，熟地、怀牛膝、续断、狗脊、盐杜仲、桑寄生、菟丝子、枸杞子、黄精、山萸肉补肾填精，虎杖、茯苓、猪苓、佛手、生薏苡仁、麸炒薏苡仁健脾化湿，同时以丹参、牡丹皮、川芎、川牛膝、郁金、鸡血藤、生山楂、路路通与葛根活血通络，使瘀血去，血脉畅。病人肝阳上亢减轻，故仅以天麻、决明子、菊花、黄芩略平肝阳。病人眠差多梦，故以酸枣仁、五味子、柏子仁、百合养心安神。天气逐渐转凉，并且术后体弱，故为防止过于寒凉，加肉桂温阳散寒。方中北沙参、阿胶、龟板胶滋阴，同时阿胶、龟板胶二药利于成膏。全方补益而不滋腻，清热而不伤阳气。

医案三

刘某，女，52岁。2014年12月14日就诊。

初诊：病人有高血压病史，2012年底因血压不稳在翁老处就诊，经汤药调理1年余后，血压稳定，无不适主诉，故停汤药，至今停药约11个月。此次就诊时，病人自感右耳耳鸣，嗡嗡如蝉声，听力减退，乏力，纳可，入睡困难，眠中易醒，二便调。舌淡暗，苔薄黄，脉弦细。现血压稳定，控制在130/80 mmHg。

处方：

百　合 15 g	山　药 15 g	川　芎 12 g	丹　参 12 g
怀牛膝 12 g	天　麻 10 g	炒白术 12 g	白　薇 15 g

炒苍术 10 g	续断 12 g	黄芩 15 g	葛根 20 g
五味子 10 g	女贞子 15 g	大枣 15 g	决明子 12 g
柏子仁 12 g	枸杞子 15 g	菟丝子 15 g	路路通 15 g
桑椹 15 g	酸枣仁 15 g	墨旱莲 12 g	荷叶 15 g
肉桂 6 g	菊花 15 g	络石藤 15 g	合欢皮 15 g
盐杜仲 12 g	茯苓 15 g	桑寄生 15 g	钩藤 12 g (后下)
珍珠母 20 g (先煎)			

20 剂的量做成膏方。

病人服用膏方 2 个月余，耳鸣、失眠等症状较前明显减轻。

> **按：**《黄帝内经》云"女子七七，任脉虚，太冲脉衰少，天癸竭""年四十，而阴气自半，起居衰矣"，说明女子年过四旬，肾中阴精亏虚，逐渐衰老。肾为先天之本，藏精生髓，上通于脑，开窍于耳，肾虚耳鸣多发于年逾四旬之人，与人体器官衰老、功能减退有关。病人年过五旬，肝肾阴虚，阴不敛阳，肝阳上亢，上扰清窍则耳鸣，扰动心神则失眠易醒。故治疗以滋补肝肾、平肝息风为主，佐以重镇安神之法，以天麻钩藤饮加减。其中天麻、钩藤、决明子平肝息风；白薇、菊花、黄芩清肝泻火；盐杜仲、怀牛膝、桑寄生补益肝肾；柏子仁、酸枣仁、五味子、合欢皮、珍珠母、百合养心安神、镇惊安神；续断、枸杞子、菟丝子、桑椹、墨旱莲、女贞子加强补肾填精力量（病人此时期病机以肾虚为本）；肉桂平衡药味之寒凉，顺应季节时令，同时可以引火归原；川芎、丹参、葛根、路路通、络石藤活血通络，使血脉运行畅通，耳窍得血液精微濡养；山药、炒苍术、炒白术、大枣、茯苓、荷叶健脾化湿，使药物经脾之运化，被机体消化吸收利用，充分发挥疗效。

（三）滋补膏方

滋养膏方具有保健养生、预防疾病的作用。有些成品膏方就是滋养膏方。如阿胶膏，适用于贫血、月经不调、妊娠出血、产后虚弱及老年人延缓衰老、提高免疫力；龟苓膏由龟板、地黄、土茯苓、绵茵陈、金银花、甘草、火麻仁组成，具有滋阴润燥、降火除烦、清利湿热、凉血解毒的作用，可用于虚火烦躁、口舌生疮、津亏便秘、热淋白浊、赤白带下、皮肤瘙痒、疖肿疮疡等；秋梨膏也称为雪梨膏，是一道传统的药膳，以精选之秋梨（或鸭梨、雪花梨）为主要原料，配以其他止咳、祛痰、生津、润肺的药物，如生地、葛根、萝卜、麦冬、藕节、姜汁、贝母、蜂蜜等药食同源者，精心熬制而成，具有润肺、止咳、生津、降火、利咽的功效，用于阴虚肺热之咳嗽喘促、痰涎黏稠、胸膈满闷、口燥咽干、烦躁声哑；夏枯草膏具有清火、散结、消肿的作用，用于火热内蕴所致的瘰疬、瘿瘤、乳痈肿痛，如甲状腺肿大、淋巴结核、乳腺增生等；酸枣仁膏具有宁心安神的作用，可用于失眠不寐者。上述膏方功效相对简单，病人可根据需要自行选择服用，但要想根据自己的身体状况服用膏方进行滋补调理，就需要通过辨证论治进行调补。调补的主要原则是补其不足，泻其有余。

首先，以补益先天与后天为主。膏方调治涉及五脏六腑，但以培补脾、肾两脏为主。因为肾为先天之本，主藏精，主生殖及生长发育，主纳气；脾为后天之本，主运化水谷及水液，主升清，主统血，为气血生化之源。治病必求其本，就是求之于先天之本及后天之本，所以膏方须从脾、肾入手，抓住滋养的根本。

其次，膏方滋补不是仅"补虚""补不足"，而要扶正与祛邪兼顾。如体内痰湿、火热内盛，予以祛痰化湿、清热泻火，使邪去正自安，此即"以通为补"。同时要寒温并用，从整体上维护机体的阴阳平衡，使脏腑气血条达，以保证机体的正常生理功能。

再次，注重"开路方"。传统膏方多以阿胶、龟板胶、鹿角胶等收膏，同时膏方中所用补益药物较多，黏腻难化，容易滋腻碍胃，导致脘腹胀满、纳呆食少等症状。此外，有些人脾胃运化功能较差，临床常见舌苔厚腻、没有食欲的表现，同时有胸胁痞闷等症状，服用膏方，不但会影响对膏方的消化吸收，而且会加重脾胃负担，引起各种不适症状。因此，在使用膏方调理之前应先使用"开路方"。所谓"开路方"就是在服用膏方前，先使用运脾健胃、理气化湿的中药，以改善病人的脾胃功能，为膏方的消化吸收创造有利条件，同时通过试探性调补，观察病人服药后的反应，为最后服用调补对证的膏方做好准备。

最后，膏方用药需功效全面。使用膏方时尤为重要的是注意脾胃运化功能。若过多服用补益滋腻药，会使胃气滞纳，脾运失常，津液停聚而为湿、为痰。故在膏方组方时，常佐以运脾化湿祛痰之品，如配伍苍术、藿香以运脾，陈皮、焦山楂、焦神曲、鸡内金以理气消食、化积导滞，炒谷芽及麦芽以醒脾开胃、消除补药黏腻之性，或健脾益胃，或健脾化痰除湿，以资脾运、生津之功。脾胃健运，则能生化津液，补而不滞。如此配伍，既能消除补药黏腻的弊端，又可发挥其补益的功效。

验案举例

谢某，男，44岁。2014年10月8日就诊。

初诊：病人无高血压、冠心病、糖尿病等慢性疾病病史，平素时发心悸多年，乏力，多汗，咽部不适，总觉有痰，饮食可，睡眠可，二便调。舌红，苔白，脉弦。

处方：

百　合 150 g	防　风 50 g	山　药 150 g	白　前 100 g
玉　竹 50 g	炒白术 100 g	远　志 50 g	丹　参 100 g
天　冬 50 g	北沙参 100 g	法半夏 30 g	生黄芪 50 g
炙黄芪 100 g	黄　精 120 g	薤　白 50 g	生百部 50 g
炒苍术 50 g	桔　梗 120 g	麦　冬 80 g	南沙参 100 g
党　参 100 g	陈　皮 50 g	青　果 120 g	苦杏仁 50 g
瓜　蒌 100 g	莲子肉 150 g	生薏苡仁 50 g	龙眼肉 100 g
牡丹皮 50 g	茯　苓 120 g	龟板胶 50 g	麸炒薏苡仁 100 g

上药1剂做成膏方。

按：病人无明显基础疾病病史，但有诸多不适症状。根据舌脉及症状，辨证为心脾两虚，痰湿内蕴。治疗以益气健脾、补肾宁心、清热化湿、祛痰止咳为法。百合、天冬、麦冬、北沙参、南沙参、生黄芪、炙黄芪、黄精、党参、莲子肉、龙眼肉、山药、玉竹、炒白术、龟板胶益气养阴、健脾补肾，丹参、牡丹皮、薤白、瓜蒌、法半夏行气化痰、活血宽胸，炒苍术、麸炒薏苡仁、生薏苡仁、茯苓健脾化湿，白前、百部、桔梗、陈皮、苦杏仁、青果、防风化痰止咳、清热利咽。全方体现了虚则补之、实则泻之、邪则祛之的组方原则。全方寒热温凉并用，使扶正而不留邪，祛邪而不伤正，清热而不伤阳，温阳而不助热。

（李　岩）

下篇

临证验案详析

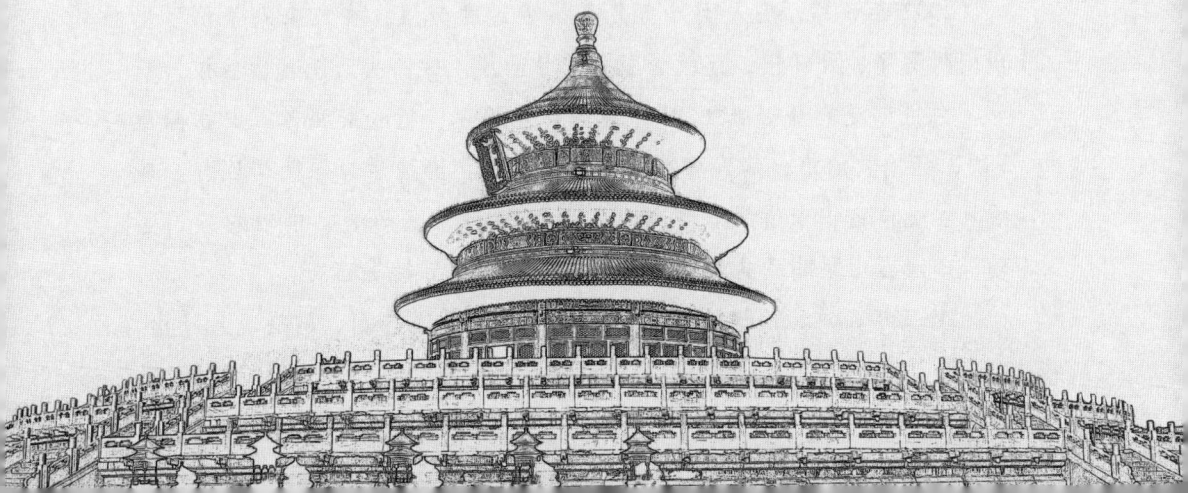

益气温阳活血法治疗心肌梗死反复发作

一、医案举隅

肖某，男，74 岁。2015 年 9 月就诊。

主诉： 心肌梗死反复发作 5 次，胸痛频发，合并心衰。

现病史： 1987 年春节期间，病人因劳累、饮酒于某日凌晨出现胸闷痛、大汗出、一过性意识不清、二便失禁，半小时后才自行苏醒。春节后住院，完善平板运动试验等相关检查，诊断为"冠心病"，怀疑其晕厥为"一过性休克"。1992—2015 年，急性心肌梗死反复发作 5 次，胸痛发作频繁，由于对造影剂过敏，未能行经皮冠脉介入治疗（PCI），仅通过不断加大西药用量来控制病情。病人虽遵医嘱坚持长期口服西药治疗，但病情并未得到有效控制，如心肌梗死发作间隔时间逐渐缩短（从 10 年发作 1 次到 2 年发作 1 次，再至 1 年发作 1 次），胸痛次数呈逐年增多趋势，每年因多次剧烈胸痛，喷服硝酸甘油气雾剂无效而急诊住院。肖某首诊前心肌梗死发作情况及因胸痛急诊留观情况见图 1。

1992 年 5 月，于劳累、饮酒后出现胸闷痛、大汗出，去医院就诊后被诊断为"急性后壁、下壁心肌梗死"，由于对造影剂严重过敏，未能行冠脉造影检查，经抗血小板聚集、扩张冠脉等治疗 1 个月后病情好转，遂出院。出院后口服阿司匹林、硫酸氢氯吡格雷、苯磺酸氨氯地平、硝酸异山梨酯及酒石酸美托洛尔。

2002 年 6 月，病人因筹备儿子婚事过度劳累，在与家人争执后出现剧烈胸痛、大汗出，连续含服硝酸甘油片无效，去医院就诊后被诊断为"急性广泛前壁心肌梗死"，期间突发猝死，行心肺复苏、电击除颤 3 次，经抢救治疗，病人病情逐渐稳定出院。出院后口服阿司匹林、硫酸氢氯吡格雷、苯磺酸氨氯地平、氯沙坦钾、富马酸、单硝酸异山梨酯、硝酸异山梨酯、盐酸曲美他嗪、阿托伐他汀钙等西药。

2012 年 5 月，因情绪不佳、活动量大而出现胸闷、胸痛、大汗出，

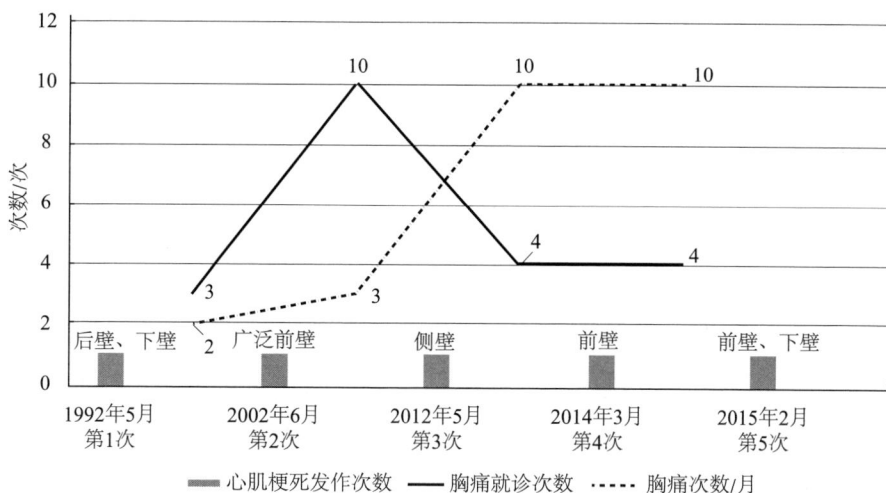

注：1992 年 5 月、2002 年 6 月、2012 年 5 月、2014 年 3 月、2015 年 2 月各发作心肌梗死
1 次；1992 年 5 月至 2002 年 5 月，每月发作胸痛 2 次，因胸痛就诊 3 次；2002 年 6 月至 2012 年
4 月，每月发作胸痛 3 次，因胸痛就诊 10 次；2012 年 5 月至 2014 年 2 月，每月发作胸痛 10 次，
因胸痛就诊 4 次；2014 年 3 月至 2015 年 3 月，每月发作胸痛 10 次，因胸痛就诊 4 次。

图 1　病人肖某首诊前心肌梗死发作情况及因胸痛急诊留观情况

医院就诊后诊断为"急性侧壁心肌梗死"，超声心动图提示室壁瘤形
成。调整口服药物硝酸异山梨酯为 1 次 4 片、1 天 3 次，富马酸为早、
晚各服 5 mg，中午服 2.5 mg，余药无变化。

2014 年 3 月，再次因心情不悦、活动量大出现胸痛而入院，诊断
为"急性前壁心肌梗死"。调整口服药物硝酸异山梨酯为 1 次 6 片、1
天 3 次，余药不变。医生建议若加大药量后胸痛症状仍然控制不佳，则
需行动脉旁路移植手术。

2015 年 2 月，胸痛再次发作，就诊后诊断为"急性前壁、下壁心
肌梗死"。超声心动图示：节段性室壁运动异常，左心增大，左心功能
减退，室间隔基底段增厚，二尖瓣轻度反流，升主动脉轻度增宽，心脏
射血分数（EF）45%（2D 法）。予西药保守治疗好转后出院。

初诊（2015 年 9 月）：病人诉心绞痛每日发作，多于下午发作，静
息时即发，喷服硝酸甘油气雾剂可缓解。日常活动局限在屋内，走路不
能快，稍快即喘。胸痛发作时伴反酸、烧心。纳食一般，眠差，大便
干，小便调，舌暗红，苔白，脉弦细。

西医诊断： 冠状动脉粥样硬化性心脏病，不稳定型心绞痛，陈旧性心肌梗死，室壁瘤形成，心功能Ⅲ级。

中医诊断： 胸痹心痛。

辨证： 气虚血瘀。

治法： 健脾益气，活血通络。

处方：

三　棱 10 g	生黄芪 15 g	黄　精 15 g	三七粉 3 g（冲服）
莪　术 10 g	麦　冬 10 g	五味子 10 g	生晒参 10 g（另煎）
合欢皮 15 g	酸枣仁 20 g	丹　参 15 g	川　芎 12 g
红　花 12 g	赤　芍 12 g	郁　金 12 g	鸡内金 15 g
茯　苓 15 g	地肤子 15 g	川牛膝 15 g	车前草 15 g
玉　竹 15 g			

30 剂，日 1 剂，水煎，早晚分服。嘱病人：①规律服药，定期复诊；②遇事勿恼，走路勿跑，饮食勿饱。

初诊按语：

（1）病例特点。①病人老年男性，病程长，病情严重。②心肌梗死反复发作 5 次（从 1992 年第 1 次心肌梗死后一直服用西药治疗，但仍无法阻止心肌梗死再发），提示病人冠脉多支严重病变。③第 3 次心肌梗死后室壁瘤形成，出现心衰，病情危重。

（2）中医辨证特点。①老年多虚多瘀，久病耗伤气血，阴阳气血俱虚，心、脾、肾均虚，虚之已极，故不活动也有心绞痛发作，走路不能快，稍动则喘。②气虚无力推动血液运行，瘀血内阻；脾虚不能运化水液，痰湿内蕴，阻滞血液运行，则瘀血内阻；久病肝气郁结，气滞血瘀；久病入络，瘀血阻络。上述因素均致瘀血，不通则痛。

综合观之，病人实之已极，血瘀为主，虚亦极甚，气血阴阳均有耗损，故治当以益气温阳、活血化瘀，以去实补虚，调整阴阳。

二诊（2015 年 10 月）：病人服药后心绞痛发作频次较前减少，程度较前减轻，以前每日需喷服硝酸甘油气雾剂 1 次，现每 2~3 日喷 1

次，活动后有胸闷、气短症状。睡眠差，在服用地西泮的情况下可睡4小时。纳可，腹胀，大便每日2次、成形。口唇发绀，舌暗红、边有齿痕，苔白，脉弦细。

处方：

玉　竹 15 g	生黄芪 15 g	黄　精 15 g	三七粉 3 g（冲服）
刺五加 15 g	麦　冬 10 g	五味子 10 g	生晒参 10 g（另煎）
合欢皮 15 g	酸枣仁 20 g	三　棱 10 g	莪　术 10 g
茯　苓 15 g	车前草 15 g	丹　参 15 g	郁　金 15 g
高良姜 12 g	川　芎 12 g	红　花 12 g	赤　芍 12 g
鸡血藤 15 g	延胡索 15 g		

30剂，日1剂，水煎，早晚分服，可抄方服2个月。

三诊（2016年1月）：心绞痛仍有发作，每周发作2~3次，持续时间短，使用硝酸甘油气雾剂即可缓解，血压控制稳定。午饭后胃反流明显。眠差易醒，醒后难入睡。午后腿沉，精力不济，下肢无水肿。口干、口黏，左侧偏头痛，近半月时感左侧面颊部麻木，纳食一般，小便异味，大便调。舌暗红、少津，苔白，脉弦滑。

处方：

太子参 12 g	刺五加 12 g	生黄芪 20 g	黄　精 15 g
北沙参 12 g	桂　枝 12 g	高良姜 12 g	姜　黄 12 g
玉　竹 15 g	麦　冬 10 g	五味子 10 g	合欢皮 15 g
酸枣仁 15 g	柏子仁 12 g	当　归 12 g	丹　参 15 g
川　芎 12 g	红　花 12 g	赤　芍 12 g	延胡索 12 g
车前草 15 g			

30剂，日1剂，水煎，早晚分服。

四诊（2016年2月）：天气变化或活动量大时心绞痛发作，腹胀、反酸，失眠。舌暗红、边有齿痕，苔白，脉弦细。2016年1月20日行超声心动图检查，结果示：室壁瘤39 mm×32 mm，EF 36%，节段性室壁运动异常，左心增大。空腹血糖5.7 mmol/L，餐后血糖10.6 mmol/L。

处方：

刺五加 12 g	北沙参 12 g	生黄芪 20 g	人参片 10 g（另煎）

黄　精15g	玉　竹15g	麦　冬10g	五味子10g
合欢皮15g	酸枣仁15g	茯　苓15g	葶苈子12g（包煎）
车前草15g	丹　参15g	川　芎12g	红　花12g
赤　芍12g	姜　黄12g	郁　金12g	延胡索12g
桂　枝10g	生　地15g		

30剂，日1剂，水煎，早晚分服。

五诊（2016年3月）：走路自觉累，可行走半小时，白天易汗出，近2周因心绞痛发作连及后背，使用硝酸甘油气雾剂3次，使用后心绞痛可很快缓解。失眠，大便偏干难解、日1次。舌暗红，苔白，脉弦细。

处方：

刺五加10g	玄　参12g	麦　冬10g	三七粉3g（冲服）
玉　竹12g	五味子10g	延胡索15g	地　龙12g
生黄芪15g	桂　枝12g	菊　花12g	葶苈子12g（包煎）
茯　苓15g	合欢皮15g	酸枣仁15g	车前草15g
柏子仁15g	生　地20g	火麻仁15g	丹　参12g
川　芎12g	红　花12g		

30剂，日1剂，水煎，早晚分服。

六诊（2016年4月）：活动耐量较前略下降，走路半小时即感疲劳、乏力，心绞痛发作次数较前减少，症状较前减轻，每周2次，喷服硝酸甘油气雾剂后2~3分钟后可缓解。腹胀、腹部怕冷，眠差，大便不尽。舌暗红，苔白，脉弦。

处方：

北沙参12g	刺五加10g	生黄芪20g	人参片10g（另煎）
麦　冬10g	玉　竹15g	五味子10g	三七粉3g（冲服）
延胡索15g	地　龙12g	桂　枝12g	葶苈子12g（包煎）
高良姜10g	丹　参20g	川　芎12g	红　花15g
赤　芍15g	郁　金15g	玉米须15g	茯　苓15g
大腹皮12g	生　地20g	火麻仁15g	

30剂，日1剂，水煎，早晚分服。

七诊（2016年5月）：心绞痛仍有发作，症状较前减轻，每周喷硝酸甘油气雾剂 2 次。走路吃力，每日散步半小时。大便时干、费力。睡眠差，每日晚 11～12 点睡觉，睡前需服用艾司唑仑 2 片。舌暗红、边有齿痕，苔白略腻，脉弦。

处方：

北沙参 12 g	刺五加 10 g	生黄芪 20 g	三七粉 3 g（冲服）
麦　冬 10 g	玉　竹 15 g	五味子 10 g	人参片 10 g（另煎）
延胡索 15 g	地　龙 12 g	桂　枝 12 g	葶苈子 12 g（包煎）
高良姜 10 g	丹　参 20 g	川　芎 12 g	红　花 15 g
赤　芍 15 g	郁　金 15 g	玉米须 15 g	茯　苓 15 g
大腹皮 12 g	生　地 20 g	火麻仁 15 g	

30 剂，日 1 剂，水煎，早晚分服。

八诊（2016 年 6 月）：本月心绞痛发作 5～6 次，发作频次较往月降低。本月喷服硝酸甘油气雾剂 4～5 次，硝酸甘油气雾剂使用次数明显减少。大便可，睡眠差，午后易疲乏倦怠，双下肢乏力。舌暗红，苔白，脉弦。

处方：

生黄芪 15 g	刺五加 10 g	黄　精 15 g	三七粉 3 g（冲服）
麦　冬 10 g	玉　竹 15 g	五味子 10 g	人参片 10 g（另煎）
车前草 15 g	玉米须 15 g	茯　苓 15 g	葶苈子 15 g（包煎）
地肤子 15 g	淡竹叶 15 g	地　龙 12 g	荷　叶 15 g
三　棱 10 g	莪　术 10 g	延胡索 12 g	丹　参 15 g
川　芎 12 g	红　花 12 g	络石藤 15 g	

30 剂，日 1 剂，水煎，早晚分服。

九诊（2016 年 7 月）：心绞痛发作次数减少，症状减轻，本月硝酸甘油气雾剂使用 2 次。天气湿度大时出现胸闷、气短症状。腹胀、反酸，胃怕凉，大便偏干，睡眠差。舌暗红，苔略白腻，脉弦。

处方：

生黄芪 20 g	刺五加 10 g	黄　精 15 g	三七粉 3 g（冲服）
玄　参 10 g	麦　冬 10 g	玉　竹 15 g	人参片 10 g（另煎）
五味子 10 g	车前草 15 g	茯　苓 15 g	葶苈子 12 g（包煎）

大腹皮 15 g	三 棱 10 g	莪 术 10 g	延胡索 12 g
藿 香 12 g	佩 兰 12 g	丹 参 15 g	薄 荷 3 g（后下）
川 芎 12 g	郁 金 12 g		

30 剂，日 1 剂，水煎，早晚分服。

十诊（2016 年 8 月）：最近心绞痛发作较频繁，最多时每日用硝酸甘油气雾剂 3 次。腹胀、反酸，大便干。舌紫红，苔白，脉弦细。8 月 9 日超声心动图示：EF 40%。

处方：

红 花 12 g	黄 精 15 g	玉 竹 15 g	三七粉 3 g（冲服）
玉米须 15 g	丹 参 15 g	川 芎 12 g	葶苈子 12 g（包煎）
赤 芍 12 g	延胡索 15 g	郁 金 12 g	人参片 10 g（另煎）
藿 香 12 g	佩 兰 12 g	荷 叶 15 g	薄 荷 3 g（后下）
淡竹叶 12 g	地肤子 15 g	生 地 20 g	火麻仁 15 g

30 剂，日 1 剂，水煎，早晚分服。

十一诊（2016 年 9 月）：近 5 周来心绞痛发作次数仍多，每周 2~3 次，用硝酸甘油气雾剂 20 余次，发作严重时喷 2 次硝酸甘油气雾剂效果仍不佳，又自行口服阿司匹林 0.2 g、硫酸氢氯吡格雷 150 mg，半小时后才缓解。睡眠差，交替使用艾司唑仑及酒石酸唑吡坦，可睡 5 小时左右，噩梦多。反酸、腹胀，纳食尚可，大便偏干、费力、日 1 次，口中黏腻。舌暗红，苔黄腻，脉弦。

处方：

生黄芪 20 g	刺五加 10 g	党 参 12 g	三七粉 3 g（冲服）
麦 冬 10 g	五味子 10 g	玉 竹 15 g	人参片 10 g（另煎）
茯 苓 15 g	三 棱 10 g	莪 术 10 g	延胡索 15 g
丹 参 15 g	川 芎 12 g	红 花 12 g	赤 芍 12 g
姜 黄 12 g	高良姜 10 g	干 姜 10 g	生 地 20 g

30 剂，日 1 剂，水煎，早晚分服。

十二诊（2016 年 10 月）：近 1 个月因天气变化发作 1 次重度心绞痛，汗出明显，喷服硝酸甘油气雾剂多次未缓解，自行口服阿司匹林 0.4 g、硫酸氢氯吡格雷 150 mg，半小时后缓解。轻度胸痛每周出现 2~

3 次，午后及夜间发作明显。大便尚可，睡眠差。舌紫红，苔薄黄，脉弦。

处方：

黄　精 15 g	刺五加 10 g	生黄芪 15 g	三七粉 3 g（冲服）
桂　枝 12 g	肉　桂 6 g	高良姜 10 g	人参片 10 g（另煎）
干　姜 10 g	玉　竹 15 g	地　龙 12 g	路路通 15 g
三　棱 10 g	莪　术 10 g	延胡索 15 g	丹　参 15 g
川　芎 12 g	红　花 12 g	赤　芍 12 g	陈　皮 12 g
姜　黄 12 g			

30 剂，日 1 剂，水煎，早晚分服。

十三诊（2016 年 11 月）：心绞痛发作次数仍多，但程度减轻，每 2 日发作 1 次，多在夜间，每次均用硝酸甘油气雾剂，用后 1～2 分钟症状可缓解，配合吸氧，自觉精神较前好转。汗出多，腹胀明显，纳食可，大便干、不尽感、日 1 次。睡眠差，服用艾司唑仑后可睡 2～4 小时。舌紫红、边有齿痕，苔黄，脉弦滑。

处方：

黄　精 15 g	刺五加 10 g	生黄芪 15 g	三七粉 3 g（冲服）
干　姜 10 g	肉　桂 10 g	高良姜 10 g	人参片 10 g（另煎）
陈　皮 10 g	地　龙 12 g	路路通 15 g	延胡索 15 g
玉　竹 15 g	茯　苓 15 g	三　棱 10 g	葶苈子 12 g（包煎）
莪　术 10 g	鸡血藤 15 g	当　归 12 g	丹　参 15 g
红　花 15 g	赤　芍 15 g		

30 剂，日 1 剂，水煎，早晚分服。

十四诊（2016 年 12 月）：心绞痛发作程度明显减轻，硝酸甘油气雾剂使用次数较前减少 1/3。午后倦怠乏力明显，便溏、黏腻不爽，腹胀，食欲欠佳。舌紫红、边有齿痕，苔黄，脉弦滑。

处方：

生黄芪 20 g	黄　精 20 g	太子参 10 g	人参片 10 g（另煎）
干　姜 6 g	肉　桂 6 g	高良姜 12 g	荜　茇 10 g
焦山楂 12 g	鸡内金 12 g	陈　皮 10 g	佛　手 10 g

玫瑰花 6 g	延胡索 12 g	玉 竹 15 g	麦 冬 10 g
三 棱 10 g	莪 术 10 g	当 归 12 g	丹 参 15 g
红 花 12 g	赤 芍 15 g		

90 剂，日 1 剂，水煎，早晚分服。

十五诊（2017 年 2 月）：服药后病情好转，近 1 个月来心绞痛发作 4～5 次，喷服硝酸甘油气雾剂 1～2 分钟后可缓解。午后倦怠乏力明显，汗出多，大便干，腹胀，食欲欠佳。双膝关节疼痛，左膝为重（左膝关节退行性改变）。睡眠差，服用艾司唑仑 2 片，可睡 4～5 小时。口唇紫暗，舌紫红，苔薄黄，脉弦细。2016 年 12 月 30 日进行超声心动图检查，结果示：EF 47%，左室壁节段性运动异常，左心扩大，心尖部室壁瘤形成，室间隔基底段增厚。

处方：

生黄芪 20 g	黄 精 20 g	太子参 12 g	人参片 10 g（另煎）
干 姜 6 g	高良姜 10 g	荜 茇 10 g	焦山楂 15 g
炒神曲 12 g	陈 皮 10 g	佛 手 10 g	延胡索 12 g
三 棱 10 g	莪 术 10 g	当 归 10 g	丹 参 12 g
鸡血藤 12 g	郁 金 12 g	路路通 12 g	合欢皮 15 g
五味子 10 g	酸枣仁 15 g		

30 剂，日 1 剂，水煎，早晚分服。

十六诊（2017 年 3 月）：近 1 个月来心绞痛发作次数增加，上天桥时胸痛明显。左膝关节疼痛，饭后腹胀明显，纳食一般，反酸，眠差，服安眠药后可睡 4～5 小时，口唇紫暗。舌紫红，苔薄黄，脉弦细。

处方：

生黄芪 20 g	太子参 12 g	刺五加 10 g	人参片 10 g（另煎）
干 姜 6 g	高良姜 10 g	焦山楂 15 g	五味子 10 g
厚 朴 10 g	砂 仁 6 g	炒神曲 12 g	陈 皮 10 g
延胡索 12 g	三 棱 10 g	莪 术 10 g	丹 参 15 g
川 芎 12 g	红 花 12 g	赤 芍 12 g	合欢皮 20 g
煅瓦楞子 15 g（先煎）			

30 剂，日 1 剂，水煎，早晚分服。

十七诊（2017年4月）：近1个月来心绞痛发作6次，程度较前减轻，服用硝酸甘油片1~2分钟后症状可缓解。饭后腹胀明显，纳食一般，眠差，服安眠药后可睡4~5小时，血压控制可，口唇紫暗。舌紫红，苔薄黄，脉弦细。2017年4月7日进行超声心动图检查，结果示：EF 40%，左室壁节段性运动异常，左心扩大，心尖部室壁瘤形成，室间隔基底段增厚。

处方：

生黄芪 20 g	太子参 15 g	刺五加 15 g	黄 精 15 g
玉 竹 15 g	车前草 15 g	丹 参 15 g	鸡血藤 12 g
郁 金 15 g	延胡索 15 g	三 棱 10 g	莪 术 10 g
合欢皮 20 g	五味子 10 g	酸枣仁 20 g	鸡内金 15 g

30剂，日1剂，水煎，早晚分服。

十八诊（2017年5月）：近1个月来心绞痛发作次数减少，程度减轻，服用硝酸甘油片后症状可缓解。气短，体力一般，情绪急躁易怒，胃部怕凉明显，腹胀，纳食一般，眠差，每天睡4~5小时，口唇紫暗。舌紫红，苔薄黄，脉弦细。

处方：

太子参 15 g	麦 冬 10 g	五味子 10 g	三七粉 3 g（冲服）
生黄芪 20 g	玉 竹 15 g	三 棱 10 g	葶苈子 12 g（包煎）
莪 术 10 g	丹 参 15 g	高良姜 12 g	鸡血藤 15 g
郁 金 15 g	延胡索 15 g	当 归 15 g	赤 芍 15 g
茯 苓 15 g	桂 枝 12 g	炒神曲 15 g	

30剂，日1剂，水煎，早晚分服。

十九诊（2017年6月）：近1个月来心绞痛发作2次，程度较前减轻，服用硝酸甘油片后症状可缓解。气短，体力尚可，情绪急躁易怒，反酸，胃部怕凉明显，腹胀，纳食一般，眠差，每天睡4~5小时，口唇紫暗。舌紫红，苔白，脉弦细。

处方：

太子参 12 g	麦 冬 10 g	五味子 10 g	三七粉 3 g（冲服）
佩 兰 12 g	玉 竹 15 g	藿 香 12 g	赤 芍 15 g

地肤子 15 g	三　棱 10 g	莪　术 10 g	葶苈子 12 g（包煎）
丹　参 15 g	高良姜 12 g	鸡血藤 15 g	桂　枝 12 g
郁　金 12 g	延胡索 12 g	煅瓦楞子 15 g（先煎）	

30 剂，日 1 剂，水煎，早晚分服。

二十诊（2017 年 8 月）：心绞痛程度较前继续减轻。气短，体力尚可，情绪急躁易怒，胃部怕凉明显，腹胀，纳食一般，眠差，每天睡 4～5 小时，大便干，口唇紫暗。舌紫红，苔白，脉弦细。

处方：

太子参 12 g	麦　冬 10 g	五味子 10 g	三七粉 3 g（冲服）
刺五加 12 g	玉　竹 15 g	玉米须 15 g	葶苈子 15 g（包煎）
茯　苓 15 g	猪　苓 15 g	延胡索 12 g	地　龙 15 g
川牛膝 15 g	地肤子 15 g	生　地 20 g	火麻仁 15 g
丹　参 15 g	鸡血藤 15 g	郁　金 12 g	薄　荷 3 g（后下）
赤　芍 15 g			

30 剂，日 1 剂，水煎，早晚分服。

二十一诊（2017 年 9 月）：心绞痛发作程度较前减轻。气短，汗出，体力尚可，情绪急躁易怒，胃部怕凉明显，腹胀伴腹部下坠感，纳食一般，眠差，每天睡 4～5 小时，大便干，口唇紫暗。舌紫红，苔白，脉弦细。2017 年 9 月 6 日进行超声心动图检查，结果示：EF 54%，左室壁节段性运动异常，左心扩大，心尖部室壁瘤形成，室间隔基底段稍厚，主动脉瓣、二尖瓣反流。

处方：

太子参 12 g	麦　冬 10 g	五味子 10 g	三七粉 3 g（冲服）
刺五加 12 g	玉　竹 15 g	玉米须 15 g	葶苈子 12 g（包煎）
车前草 15 g	川牛膝 15 g	合欢皮 15 g	三　棱 10 g
莪　术 10 g	延胡索 15 g	生　地 20 g	火麻仁 20 g
丹　参 15 g	郁　金 15 g	赤　芍 12 g	红　参 10 g

30 剂，日 1 剂，水煎，早晚分服。

二十二诊（2017 年 10 月）：心绞痛每周发作 3 次，服用硝酸甘油片后症状可缓解。气短，急躁易怒，汗出减少，胃部怕凉，腹部下坠感减轻，腹胀，大便有排便不尽感，眠差，服药后可睡 4～5 小时，纳食欠佳，口唇紫暗。舌紫红，苔白，脉弦细。

处方：

麦　冬 10 g	五味子 10 g	生黄芪 15 g	三七粉 3 g（冲服）
黄　精 15 g	刺五加 10 g	玉　竹 15 g	葶苈子 15 g（包煎）
大腹皮 15 g	茯　苓 15 g	猪　苓 15 g	川牛膝 15 g
生　地 20 g	火麻仁 20 g	延胡索 15 g	郁　金 15 g
高良姜 12 g	干　姜 10 g	三　棱 10 g	莪　术 10 g
丹　参 20 g	赤　芍 15 g	红　参 10 g	

30 剂，日 1 剂，水煎，早晚分服。

二十三诊（2017 年 11 月）：心绞痛每周发作 6 次，程度较轻，使用硝酸甘油气雾剂可缓解。气短，仍有汗出，腹部下坠感，大便每日 5～6 次，眠差，每晚睡 3 小时，纳食一般，口唇紫暗。舌暗红，苔白，脉弦细。

处方：

麦　冬 10 g	五味子 10 g	生黄芪 15 g	三七粉 3 g（冲服）
黄　精 15 g	刺五加 15 g	玉　竹 15 g	葶苈子 15 g（包煎）
玉米须 15 g	车前草 15 g	延胡索 15 g	郁　金 15 g
高良姜 12 g	干　姜 12 g	三　棱 10 g	莪　术 10 g
丹　参 15 g	赤　芍 15 g	红　参 10 g	

90 剂，日 1 剂，水煎，早晚分服。

二十四诊（2018 年 1 月）：近 1 个月来心绞痛发作较前频繁，发作 7～8 次，心前区疼痛，喷服硝酸甘油气雾剂 20 秒左右可缓解，夜间无憋醒，气短，活动量稍大则心绞痛发作。汗出多，大便不干，排便无力、日 1 次。眠差易醒，醒后难入睡。纳差，胃胀、胃痛、时有反酸烧心，口中黏腻。舌暗红，苔薄黄微腻，脉弦。

处方：

太子参 12 g	麦　冬 12 g	五味子 10 g	三七粉 3 g（冲服）
生黄芪 15 g	黄　精 15 g	刺五加 10 g	玉　竹 15 g
干　姜 10 g	茯　苓 15 g	土茯苓 15 g	葶苈子 15 g（包煎）

车前草 15 g	大腹皮 15 g	延胡索 15 g	姜 黄 15 g
郁 金 15 g	三 棱 12 g	莪 术 12 g	丹 参 20 g
川 芎 12 g	赤 芍 15 g	红 参 10 g	生 地 20 g

30 剂，日 1 剂，水煎，早晚分服。

二十五诊（2018 年 2 月）：症状、体征较前一次无明显改善。

处方：

红 参 10 g	太子参 12 g	麦 冬 12 g	五味子 10 g
生黄芪 15 g	黄 精 15 g	刺五加 10 g	玉 竹 15 g
干 姜 10 g	茯 苓 15 g	玉米须 15 g	葶苈子 15 g（包煎）
车前草 15 g	延胡索 15 g	郁 金 15 g	三 棱 12 g
莪 术 12 g	地肤子 15 g	火麻仁 15 g	丹 参 15 g
赤 芍 15 g	红 花 12 g	鸡内金 15 g	

30 剂，日 1 剂，水煎，早晚分服。

二十六诊（2018 年 3 月）：服药后心绞痛发作频次减少，症状减轻，但近 3 天心绞痛发作频繁，程度较重，喷服硝酸甘油气雾剂后 2～3 分钟可缓解。时感头晕，活动后或体位改变时发作，走路向左倾斜。眠差易醒，醒后难入睡。胃胀、胃凉，大便尚可，小便刺痛，口中黏腻。舌暗红，苔黄略腻，脉弦。

处方：

太子参 15 g	麦 冬 10 g	五味子 10 g	炙黄芪 15 g
生黄芪 15 g	刺五加 10 g	玉 竹 15 g	葶苈子 15 g（包煎）
干 姜 10 g	茯 苓 15 g	大腹皮 15 g	延胡索 15 g
川牛膝 15 g	郁 金 15 g	三 棱 12 g	莪 术 12 g
玉米须 15 g	地肤子 15 g	地 龙 12 g	菊 花 15 g
葛 根 15 g	白 芷 10 g		

30 剂，日 1 剂，水煎，早晚分服。

二十七诊（2018 年 4 月）：近期情绪波动明显，急躁易怒，前半个月心绞痛发作频繁，稍有劳动则心前区疼痛，应用硝酸甘油气雾剂后 2～3 分钟缓解，后半个月心绞痛发作次数减少。动则汗出，无明显喘憋，无头晕，左侧偏头痛，双下肢无力。纳差，无食欲，脐周胀痛，反酸烧心，大便黏、不尽感，小便少而黄，口干、口苦、口黏，夜间明显。睡眠差，易醒，醒后难入睡。咳嗽、咯痰，咯痰费力，既往有咳嗽变异性哮喘病史，应用激素后排痰略觉顺畅。耳鸣如蝉。

处方：

麦 冬 12 g	太子参 15 g	党 参 12 g	三七粉 3 g（冲服）
五味子 10 g	玉 竹 15 g	干 姜 10 g	人参片 10 g（另煎）
炙黄芪 20 g	玉米须 15 g	车前草 15 g	葶苈子 15 g（包煎）
延胡索 15 g	郁 金 15 g	路路通 15 g	地 龙 15 g
川牛膝 15 g	三 棱 12 g	莪 术 12 g	丹 参 20 g
赤 芍 15 g	生 地 20 g		

30 剂，日 1 剂，水煎，早晚分服。

二十八诊（2018 年 5 月）：体力尚可，服药期间前 10 天出现心绞痛发作，后无明显发作。眠差，腹胀明显。舌暗红、边有齿痕，苔黄，脉弦。

处方：

太子参 15 g	党 参 15 g	刺五加 10 g	人参片 10 g（另煎）
麦 冬 10 g	五味子 10 g	玉 竹 15 g	干 姜 10 g
炙黄芪 20 g	生黄芪 15 g	延胡索 15 g	葶苈子 15 g（包煎）
郁 金 15 g	地肤子 15 g	地 龙 15 g	当 归 15 g
三 棱 10 g	莪 术 10 g	丹 参 15 g	川 芎 10 g
红 花 10 g	生 地 20 g		

30 剂，日 1 剂，水煎，早晚分服。

二十九诊（2018 年 6 月）：病情稳定，无明显喘憋，心前区不适，症状较轻，未使用硝酸甘油气雾剂。纳差，腹胀。舌暗红，苔黄，脉弦。

处方：

太子参 15 g	党 参 15 g	刺五加 10 g	人参片 10 g（另煎）
北沙参 10 g	南沙参 10 g	麦 冬 10 g	五味子 10 g
桔 梗 15 g	玉 竹 15 g	车前草 15 g	葶苈子 15 g（包煎）
大腹皮 15 g	玉米须 15 g	干 姜 10 g	炙黄芪 20 g
生黄芪 15 g	延胡索 15 g	郁 金 15 g	三 棱 10 g

莪　术 10 g　　丹　参 20 g　　赤　芍 15 g　　薄　荷 3 g（后下）

荷　叶 15 g

30 剂，日 1 剂，水煎，早晚分服。

三十诊（2018 年 7 月）：病情稳定，无明显喘憋，心前区不适，症状较轻，未使用硝酸甘油气雾剂。纳差，腹胀。舌暗红，苔黄，脉弦。

处方：

太子参 15 g　　党　参 12 g　　刺五加 12 g　　北沙参 10 g

玄　参 12 g　　麦　冬 10 g　　炙黄芪 15 g　　生黄芪 15 g

玉　竹 15 g　　川牛膝 15 g　　车前草 15 g　　玉米须 15 g

藿　香 12 g　　佩　兰 12 g　　郁　金 15 g　　三　棱 12 g

莪　术 12 g　　丹　参 15 g　　赤　芍 15 g　　延胡索 15 g

鸡内金 15 g　　炒神曲 15 g

30 剂，日 1 剂，水煎，早晚分服。

三十一诊（2018 年 8 月）：病情稳定，无明显喘憋，心前区不适，症状较轻，未使用硝酸甘油气雾剂。纳差，腹胀。舌暗红，苔黄，脉弦。

处方：

太子参 15 g　　刺五加 12 g　　北沙参 10 g　　人参片 10 g（另煎）

麦　冬 10 g　　炙黄芪 15 g　　生黄芪 15 g　　玉　竹 15 g

川牛膝 15 g　　车前草 15 g　　玉米须 15 g　　葶苈子 15 g（包煎）

大腹皮 15 g　　郁　金 15 g　　三　棱 12 g　　莪　术 12 g

丹　参 15 g　　延胡索 15 g　　五味子 10 g　　合欢皮 15 g

煅瓦楞子 15 g（先煎）

30 剂，日 1 剂，水煎，早晚分服。

三十二诊（2018 年 10 月）：轻微活动后心前区不适，纳差，腹胀，反酸烧心，怕冷，腹部尤甚，情绪急躁，大便黏腻。舌暗红、边有齿痕，苔白，脉弦。

处方：

太子参 15 g　　刺五加 12 g　　北沙参 10 g　　红参片 10 g（另煎）

麦　冬 10 g　　炙黄芪 15 g　　生黄芪 15 g　　玉　竹 15 g

车前草 15 g	玉米须 15 g	大腹皮 15 g	葶苈子 15 g（包煎）
郁　金 15 g	三　棱 12 g	莪　术 12 g	丹　参 15 g
延胡索 15 g	高良姜 12 g	干　姜 10 g	赤　芍 15 g
五味子 10 g	煅瓦楞子 15 g（先煎）		

30 剂，日 1 剂，水煎，早晚分服。

三十三诊（2018 年 11 月）：病人自觉身体状态较好，走 2～3 站路后略喘憋。眠差，醒后难入睡，纳差，腹胀，脐周凉，反酸烧心减轻，情绪急躁，腹泻，口黏。舌暗红、边有齿痕，苔薄白，脉弦。

处方：

太子参 15 g	刺五加 12 g	麦　冬 15 g	红参片 10 g（另煎）
炙黄芪 15 g	生黄芪 15 g	玉　竹 15 g	黄　精 15 g
车前草 15 g	玉米须 15 g	川牛膝 15 g	葶苈子 15 g（包煎）
郁　金 15 g	三　棱 12 g	莪　术 12 g	丹　参 15 g
延胡索 15 g	高良姜 12 g	干　姜 12 g	赤　芍 15 g

30 剂，日 1 剂，水煎，早晚分服。

三十四诊（2018 年 12 月）：劳累后时感胸闷，无胸痛，左肩部时有酸痛，自觉身体状态较好，可走 5～6 站路。纳差，眠差，口干，大便费力。舌暗红、边有齿痕，苔薄白，脉弦。

处方：

太子参 15 g	刺五加 12 g	麦　冬 15 g	红参片 10 g（另煎）
炙黄芪 15 g	生黄芪 15 g	玉　竹 15 g	黄　精 15 g
玄　参 12 g	大腹皮 15 g	玉米须 15 g	葶苈子 15 g（包煎）
川牛膝 15 g	山萸肉 10 g	青　果 15 g	三　棱 12 g
莪　术 12 g	丹　参 15 g	高良姜 12 g	干　姜 12 g
赤　芍 15 g			

30 剂，日 1 剂，水煎，早晚分服。

三十五诊（2019 年 1 月）：病情稳定，劳累后时感胸闷，无胸痛，左肩部时有酸痛，自觉身体状态较好，可走 5～6 站路。纳差，眠差，口干，大便费力。舌暗红、边有齿痕，苔薄白，脉弦。病人病情稳定，心绞痛发作次数较少，心功能明显增强，活动耐力基本正常，继续治以益气、活血、温阳、利水、滋阴等法，兼以培补脾肾。

处方：

太子参 15 g	刺五加 12 g	玄 参 12 g	人参片 10 g（另煎）
党 参 15 g	北沙参 12 g	麦 冬 15 g	玉 竹 15 g
三 棱 10 g	莪 术 10 g	地 龙 15 g	生 地 20 g
火麻仁 20 g	决明子 15 g	当 归 15 g	丹 参 20 g
川 芎 12 g	红 花 12 g	高良姜 10 g	合欢皮 20 g
青 果 15 g	地肤子 15 g	延胡索 15 g	郁 金 15 g

30 剂，日 1 剂，水煎，早晚分服。

就诊经过总结： 病人自 2015 年 9 月至 2019 年 1 月在翁老门诊就诊，共就诊 35 次，平均 1 个月余复诊 1 次，就诊之初及病情变化时多为每月复诊 1 次，病情稳定时复诊间隔稍长。翁老遣方用药模式较为固定，多用益气、温阳、活血、利水、滋阴等方药，该案例总体处方用药情况如图 2 所示。

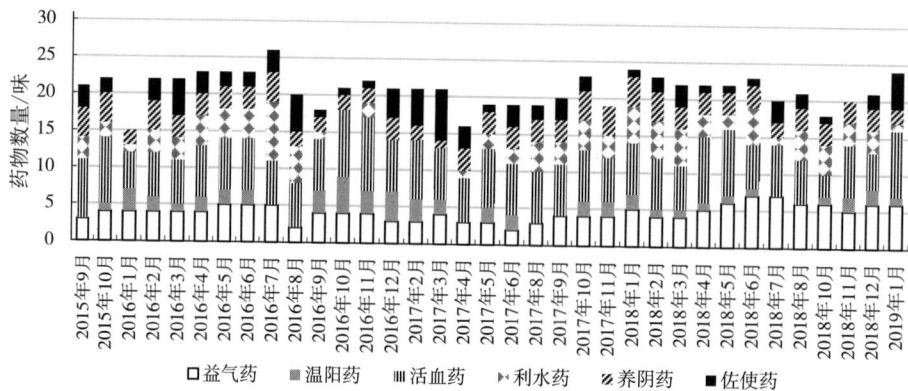

图 2 病人肖某的门诊处方用药情况

二、医案分析

1. 病情分析

病人就诊前胸痛发作频繁，心肌梗死反复发作 5 次，单纯行西医保守治疗效果不佳。初诊时病人心绞痛每日发作，只能在屋内轻微活动。经过诊治，病人心绞痛发作次数逐渐减少，2016 年病人心绞痛的发作次数是 2015 年发作次数的 1/3 ~ 1/2，2016 年全年病人仅发作 2 次严重心绞痛，当时未至医院就诊，自行服药后症状缓解。2017 年以后，病人心绞痛发作次数继续减少，使用硝酸甘油气雾剂的次数也明显减少。目前病人心绞痛发作次数较少，喷服硝酸甘油气雾剂 10 余秒后症状可自行缓解，心肌梗死未再发。病人肖某心绞痛发作次数及硝酸甘油使用情况如图 3 所示。

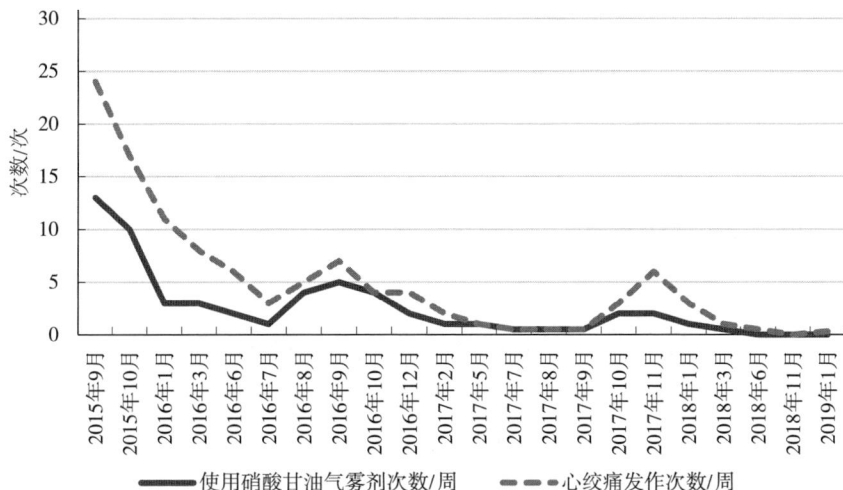

图 3　病人肖某心绞痛发作次数及硝酸甘油使用情况

超声心动图检查无创且可反复，通过超声心动图的定性、定量分析，可以准确把握病变程度、追踪病情发展情况、评价临床治疗效果和判断预后等。其中 EF 是反映心功能较为客观的指标之一。2017 年，病人自觉身体状况良好，后追溯病史，患者于 4 月、6 月、7 月、9 月、10 月与家人外出旅游（其中 9 月外出期间发生 1 次较为严重的心绞痛，自行喷服硝酸甘油气雾剂及口服阿司匹林后缓解）致使其病情反复。2017 年 4—10 月，因病人活动量显著增加，其胸痛发作次数及硝酸甘油使用量明显增加，2017 年 9 月—2018 年 3 月，病人 EF 直线下降，一度降至 35%，后遵医嘱未再外出旅游，其胸痛发作次数及硝酸甘油使用量逐渐下降，EF 迅速提升并稳定在 62%。2018 年 5 月、11 月检查脑钠肽（BNP）分别为 89.52 pg/ml、102.2 pg/ml，提示其心衰情况得以缓解，心功能得以增强。自 2018 年 3 月起，病人活动量逐渐增加，在市区内的活动范围逐渐增大，但其胸痛发作次数未增加，硝酸甘油的使用量亦逐渐减少直至停用。病人肖某心脏检查及日常活动情况如图4、图5所示。

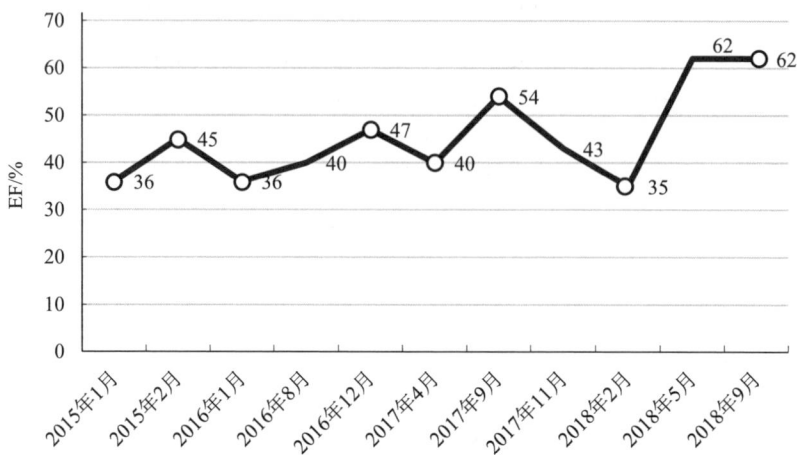

图4 病人肖某超声心动图中EF变化情况

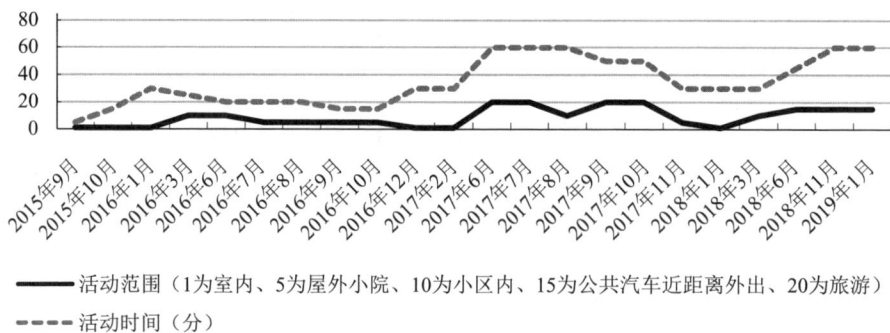

图5 病人肖某日常活动情况

活动范围（1为室内、5为屋外小院、10为小区内、15为公共汽车近距离外出、20为旅游）

活动时间（分）

2. 中医用药特点分析

对病人肖某所有诊次的处方进行统计分析，发现翁老在诊治过程中遣方用药多选益气、活血、温阳、利水、养阴之类，其中益气药有人参、生晒参、红参、南沙参、北沙参、太子参、党参、生黄芪、炙黄芪、刺五加、玄参，活血药有三七粉、当归、丹参、红花、川芎、赤芍、延胡索、郁金、鸡血藤、络石藤、三棱、莪术、地龙、川牛膝，温阳药有高良姜、干姜、桂枝、肉桂、荜茇、姜黄，利水药有茯苓、猪苓、土茯苓、葶苈子、玉米须、车前草、大腹皮、淡竹叶、荷叶、地肤子，养阴药有玉竹、麦冬、五味子、黄精，佐使药包括安神药（合欢皮、酸枣仁）、通便药（生地、火麻仁）、健脾消食药（陈皮、佛手、玫瑰花、煅瓦楞子、厚朴、砂仁、鸡内金）、季节用药（如夏季用藿香、佩兰、薄荷）及其他随证加减用药。

进一步对翁老的处方进行复杂网络分析，发现翁老临证处方中用药在 20 味左右，且药物用量通常较固定，具体为：丹参 12～15 g，延胡索 12～15 g，玉竹 12～15 g，麦冬 10～12 g，生黄芪 12～15 g，三棱 10～12 g，刺五加 10～12 g，莪术 10～12 g，五味子 10～12 g，人参 12～15 g，赤芍 12～15 g，郁金 12～15 g，葶苈子 10～15 g，太子参 10～12 g，三七粉 3 g，车前草 10～15 g，高良姜 10～12 g，黄精 10～15 g，干姜 6～10 g，红花 12～15 g。

3. 中医治则治法分析

君以益气活血。翁老认为心脉瘀阻为本病致病之本，活血化瘀始终为治疗的关键，这与翁老"心病多瘀"的学术思想相吻合。关于活血化瘀，翁老主张化瘀不单要活血，当知常达变，在辨证论治基础上灵活应用。气为血帅，可助心行血于周身，在活血时强调益气，可使气行推动血运，则其瘀自消。案例中病人反复发生心肌梗死，脏腑气血亏虚，日久成瘀，因此，要重用益气活血以祛瘀。但本病证属虚实夹杂，且病人年老久病，体虚为甚，故切勿强攻实泻以损伤脏腑气血，治当"以通为补，通补结合"。益气温阳活血方中人参、太子参、黄芪、三七粉、黄精为君，清补不燥，使气足以助心行血。临床实践证明，当给病人加用活血药或益气药时，病人的 EF 提升。肖某处方中主要药物味数与 EF 的关系如图 6 所示。

臣以温阳活血。血得寒则凝，得温则行，温阳可助血行，在强调活血化瘀祛邪的同时，注意固护心阳以温通血脉。方中干姜、高良姜等温阳药与丹参、延胡索、赤芍等活血药共为臣药，可温振心阳以行血。对病人的用药情况与 EF 的关系进行分析时发现，当减少温阳药的使用时，病人的 EF 有所下降（见图 6）。可见在重用益气活血药的同时，温阳药在改善病人心功能方面亦起着至关重要的作用。

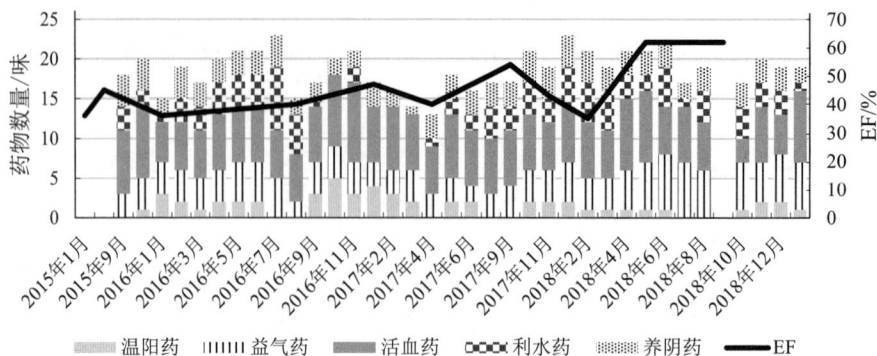

图6 肖某处方中主要药物的味数与 EF 的关系

佐以滋阴利水,助益气活血。案例中病人反复发生心肌梗死,并合并心衰,心功能较差(首诊前 EF 最低 36%)。中医学将心衰归于"水肿""喘证"等范畴,在益气温阳、活血化瘀时多佐以滋阴药(如麦冬、五味子)与利水药(如车前草、葶苈子、茯苓等),可利水消肿,改善病人心功能,如案例中病人经治 EF 稳定在 62%。分析利水药与其心功能的关系,发现随着利水药的使用,病人 EF 呈现升高的趋势,可见利水药在改善病人心功能方面起着不可忽视的作用。

阴阳寒热共制衡。机体为阴阳动态平衡的生命体,阴阳衡则病去,阴阳乱则病生,故在治疗时要温阳滋阴,使脏腑阴阳气血平衡,以维持正常的功能状态。处方中养阴药(玉竹、黄精、麦冬、五味子)与温阳药(高良姜、干姜、桂枝、肉桂)相须为用,因作为处方中化瘀行血之关键的温阳药物性温燥,易耗伤阴液,须施以养阴药以制之,使阳虚得复而不过于温燥,阴得阳升而源泉不竭,从而达到阴平阳秘之动态平衡。

随证因时以制宜。通过分析处方的主要药物可知,翁老治疗该病例时的整体思路为益气温阳、活血利水。通过分析佐使药物,可以发现在面对病人主诉之外的兼夹证时翁老的特色用药:如食欲不佳、纳谷不化而见腹泻便溏时,酌加鸡内金 10 ~ 12 g、焦山楂 10 ~ 15 g、砂仁 6 ~ 12 g 以健脾消食、和胃止泻;睡不安稳时,用合欢皮 12 ~ 15 g、炒酸枣仁 12 ~ 15 g、五味子 10 ~ 12 g、煅瓦楞子 10 ~ 12 g 以和胃安神、清热除烦;大便不通时,酌加生地 15 ~ 20 g、柏子仁 15 ~ 20 g 以润肠通便。此外,翁老在四季用药上亦有所偏重，如夏季暑湿重，常加藿香6～10 g、佩兰6～12 g、薄荷6～12 g、荷叶10～15 g、淡竹叶10～15 g、菊花10～15 g以祛湿化浊；冬季寒冷易伤阳气，常加用荜茇6～10 g、高良姜6～12 g、桂枝6～12 g、肉桂10～12 g、干姜6～12 g以温通心阳。

（李　岩　钱真真）

益气活血法治疗不稳定型心绞痛

一、医案举隅

王某，男，57岁。2018年9月9日就诊。

主诉：阵发性胸痛、胸闷7年。

现病史：病人2011年5月上班时自觉空气流通不畅后外出，出现心悸、胸闷、气短，含服复方丹参滴丸，无明显好转，半小时后胸骨后疼痛不适伴背部紧张感，持续3～4小时，期间多次口服速效救心丸，后于睡眠中好转。次日至某口腔医院种牙，在医院助人提包爬楼后出现心慌、胸闷、憋气，无明显胸痛不适，测量血压80/40 mmHg、心率39次/分，含服复方丹参滴丸与速效救心丸，待休息后开车至当地医院就诊，完善心肌酶检查提示"心肌酶增高"，心脏彩超提示节段性室壁运动异常、左心增大、二尖瓣轻度反流。住院治疗诊断为"急性心肌梗死"，予单硝酸异山梨酯静脉泵入，阿司匹林、硫酸氢氯吡格雷口服后好转，余未予特殊处理，未行冠心病二级预防药物治疗，4天后出院。同年6月外出旅游，爬山至海拔4700米处自觉呼吸急促。2012年2月再次气短乏力、周身不适，均未予重视。

2012年5月因疲倦、气短不适至北京某医院就诊。超声心动图提示：EF 55%，左心增大，节段性室壁运动异常，二尖瓣轻度反流。冠脉造影提示：右冠脉中段管壁不规则增厚、管腔狭窄50%～75%，后降支及左室后支管壁规则、管腔未见明显狭窄，左主干远端及左前降支近端管壁不规则增厚、管腔狭窄50%～75%，旋支中段管壁不规则增厚、局部管腔未见明确显影（考虑闭塞），对角支、钝缘支管壁规则。建议进一步检查治疗，但病人仍未予重视，遂未予特殊处理。嘱口服阿司匹林、单硝酸异山梨酯、阿托伐他汀钙等药物治疗，病人服用上述药物1周后自行停药。

2017年12月16日突发剧烈咳嗽后晕厥1次，意识丧失约1分钟，无口吐白沫，无双眼发直，无大、小便失禁，无抽搐等异常，苏醒后自觉全身乏力不适，测量血压150/100 mmHg，心率80次/分，半小时后血压恢复正常。2017年12月28日至北京某医院门诊就诊，行心脏超声检查，示：左心房内径（LA）40 mm，左心室内径（LV）59 mm，左室射血分数（LVEF）46%，节段性室壁运动异常，左心增大，左室收缩功能减低。予以口服单硝酸异山梨酯、阿司匹林、富马酸、阿托伐他汀钙治疗至2018年1月25日。为求进一步诊治而入院，入院诊断为冠状动脉脉粥样硬化性心脏病、劳力性心绞痛、陈旧性下壁后壁心肌梗死（可能性大）、心功能Ⅱ级（美国纽约心脏病学会心衰程度分级），高血压3级（极高危），左侧先天性肾盂积水，支气管哮喘。

2018年1月26日冠脉造影：左前降支近段开口处狭窄80%、中段狭窄75%、远段狭窄80%、第二对角支狭窄70%，左回旋支中段狭窄95%、第一钝缘支弥漫性狭窄80%、右冠脉中段狭窄80%。冠脉造影术后建议行冠脉旁路移植术。

2018年2月5日行冠脉旁路移植术，游离相应长度大隐静脉及左乳内动脉，吻合左乳内动脉（左乳内动脉，带蒂原位）→前降支、升主动脉（大隐静脉）→钝缘支1、升主动脉（大隐静脉）→钝缘支2、升主动脉（大隐静脉）→后降支。手术经过顺利，因回旋支血管较细，未行旁路移植术。术后病人恢复良好，出院后长期口服阿司匹林、单硝酸异山梨酯、匹伐他汀钙、托拉塞米。冠脉旁路移植术后1个月因感冒发热，出现心包积液、胸腔积液，经胸腔闭式引流术后恢复良好。

初诊（2018年9月）：气短、多汗、易疲劳、乏力明显，快走时自觉胸部憋闷，耐力下降。心悸，活动后加重。咳嗽，尤以夜间明显，咳嗽剧烈时头晕，咯少量白痰。近段时间心情不稳定、易怒，体重下降。双下肢轻度水肿，夜间不能平卧，纳差，无反酸烧心，大便稀溏不成形，小便可，口干易渴，偶见失眠多梦。舌紫暗，苔白腻、中有裂纹，舌下络脉重度曲张，脉沉细弱。

辨病辨证分析：①病人年龄偏大，病情较重，且经历重大手术后，元气损耗较大，气血阴阳及五脏俱虚，难以维持正常生理状态，虚损至极故见疲劳乏力、心悸、气短憋闷等症状持续发作且难以缓解；②元气亏损，气虚血瘀，"血不利则为水"，且"水不能化，因之气虚"，气虚无法推动体内水液正常运行，加之病程日久，脾肾阳虚，气化失司而致水肿，水凌心肺，形成恶性连锁反应。

西医诊断：冠状动脉粥样硬化性心脏病，不稳定型心绞痛，陈旧性心肌梗死，高血压3级（极高危）。

中医诊断：胸痹。

辨证：气虚血瘀。

治法：益气活血。

处方：

太子参15g	生黄芪15g	炙黄芪15g	人参片10g（另煎）
北沙参12g	党 参12g	刺五加10g	麦 冬10g
玉 竹15g	玉米须20g	车前草15g	葶苈子15g（包煎）
川牛膝15g	干 姜10g	高良姜12g	黄 连10g
醋三棱10g	醋莪术10g	延胡索15g	郁 金15g
丹 参15g	红 花15g		

45剂，日1剂，水煎，分3次温服。

二诊（2018年10月21日）：病人诉服用上方后，身体状态良好，体力改善明显，心情、睡眠均有好转。快走后胸部憋闷感减轻，汗出减少。由于气温下降，畏寒明显。双下肢水肿减轻，偶有夜间咳嗽。纳可，体重略有恢复，二便正常，偶有口干。舌紫暗，苔白腻、中有裂纹，舌下脉络中度曲张，脉弦细。2018年9月26日超声心动图检查示EF 61%。

处方：

太子参15g	生黄芪15g	炙黄芪15g	红参片10g（另煎）
北沙参12g	党 参12g	刺五加10g	麦 冬10g

玉　竹 15 g	玉米须 20 g	车前草 15 g	葶苈子 15 g（包煎）
川牛膝 15 g	干　姜 10 g	高良姜 10 g	黄　连 10 g
醋三棱 12 g	醋莪术 12 g	延胡索 15 g	郁　金 15 g
丹　参 15 g	荜　茇 10 g		

30 剂，日 1 剂，水煎，分 3 次温服。

病人诸证有所改善，效不更方。因其畏寒明显，守上方改人参片为红参片，《药性论》言红参主五脏不足、五劳七伤、虚损瘦弱，相较于人参更适用于虚寒体质的人群；去红花，同时加荜茇以温中散寒、下气止痛；佐黄连制约温热药物燥热伤阴。

三诊（2018 年 11 月 25 日）：病人诉服药后身体状况继续好转，近 1 个月来快走后无胸闷气短，汗出不多，畏寒减轻。偶见双下肢水肿，夜间仍偶有咳嗽。近期每餐后常咯白痰，体重稳定，二便正常，偶有口干，睡眠不佳，失眠多梦，睡后易醒。舌紫暗，苔白滑、中有裂纹，舌下脉络中度曲张，脉弦细数。

处方：

茯　苓 15 g	生黄芪 15 g	赤　芍 15 g	人参片 10 g（另煎）
桔　梗 15 g	五味子 10 g	合欢皮 15 g	麦　冬 12 g
玉　竹 15 g	车前草 15 g	高良姜 12 g	葶苈子 10 g（包煎）
醋三棱 12 g	醋莪术 12 g	延胡索 15 g	郁　金 15 g
丹　参 15 g	红　花 12 g	桂　枝 12 g	干　姜 6 g

60 剂，日 1 剂，水煎，分 2 次温服。

因畏寒减轻，守上方改红参片为人参片，改荜茇为桂枝温通经脉、助阳化气，既可辛温行气解表，又可温通血脉。因气短乏力、自汗等气虚表现减轻，去炙黄芪、党参、刺五加、北沙参、太子参，同时，去玉米须、川牛膝、黄连，加赤芍、红花加强活血化瘀，加合欢皮以"安五脏，和心志，令人欢乐无忧"，加五味子滋阴敛汗生津、安神宁志，加茯苓利水渗湿、健脾宁心，加桔梗开宣肺气、止咳祛痰。

四诊（2019 年 1 月 13 日）：2019 年 1 月 9 日晚，病人疲劳后发热，自查体温 39.1 ℃，血压 160/105 mmHg，口服降压药后效果不佳，第二日血压降至正常，后口服牛黄清心丸无明显效果。近两日体温仍未降至正常，身痛乏力，发热、汗出、恶风，胸闷气短，夜间咳嗽，纳差，眠可，二便正常，偶有口干。舌紫暗，苔黄腻、中有裂纹，舌下脉络中度曲张，脉濡细。超声心动图示：EF 50%，左心增大，左室下后壁收缩幅度轻度减低，余室壁厚度正常，收缩幅度未见明显异常。

处方一：

茯　苓 15 g	党　参 15 g	赤　芍 15 g	人参片 10 g（另煎）
玉米须 15 g	五味子 10 g	桂　枝 12 g	麦　冬 12 g
玉　竹 15 g	车前草 15 g	干　姜 10 g	葶苈子 15 g（包煎）
醋三棱 12 g	醋莪术 12 g	延胡索 15 g	郁　金 12 g

14 剂，日 1 剂，水煎，分 3 次温服。

处方二：

金银花 12 g	金莲花 15 g	连　翘 15 g	生甘草 6 g
黄　连 10 g	紫苏叶 12 g	荆　芥 12 g	防　风 10 g
川　芎 12 g	金荞麦 15 g		

7 剂，日 1 剂，水煎，分 2 次温服，邪退身愈便可停服，不必尽剂。

因病人近日来外感风寒，入里化热，出现发热恶风、身痛乏力等症状，翁老在处方一的基础上另开一解表方，治以清凉解表、清热解毒。"急则治其标，缓则治其本"，翁老特嘱病人需待表邪解除后方可服用原益气养阴活血方。

五诊（2019 年 1 月 27 日）：病人诉服用上次方剂后效果良好，服用解表剂 1 日后体温降至正常，后服益气养阴活血方药至 25 日，身体状态、情绪、体力均恢复良好。仍偶有气短乏力，活动后有轻微憋闷感。纳可，口中略有干燥黏腻感，眠可，夜尿 2 次，二便正常。舌淡紫，苔白腻、中有裂纹，舌下络脉中度曲张，脉沉细。

处方：

茯　苓 15 g	党　参 15 g	赤　芍 15 g	人参片 10 g（另煎）
玉米须 20 g	五味子 10 g	黄　连 10 g	麦　冬 10 g
玉　竹 15 g	车前草 15 g	红　花 15 g	葶苈子 15 g（包煎）
醋三棱 10 g	醋莪术 10 g	延胡索 15 g	郁　金 12 g
太子参 15 g	刺五加 12 g	南沙参 12 g	玄　参 12 g

连　翘 15 g　　　丹　参 15 g

45 剂，日 1 剂，水煎，分 3 次温服。

由于病人外感初愈不久，故守前诊处方—去桂枝、干姜，加太子参、刺五加、南沙参、玄参、丹参、红花、黄连、连翘，增强活血化瘀之效，同时固护身体正气，御邪而护正。

六诊（2019 年 3 月 13 日）：病人近日来无气短乏力，活动后多无憋闷感，快走时无不适症状发作，偶感心悸，双下肢偶见水肿，夜间咳嗽，剧烈时头晕，痰量减少，纳差，大便稀溏不成形，1～2 次/日，小便可，口干，偶有失眠。舌紫暗，苔白腻、中有裂纹，脉沉弱。2019 年 2 月 28 日超声心动图示：EF 60%。

处方：

茯　苓 15 g	红　花 15 g	赤　芍 15 g	人参片 10 g（另煎）
大腹皮 15 g	地肤子 15 g	麦　冬 12 g	丹　参 15 g
玉　竹 15 g	车前草 15 g	合欢皮 15 g	生黄芪 15 g
醋三棱 12 g	醋莪术 12 g	延胡索 15 g	郁　金 12 g
高良姜 12 g	干　姜 6 g	桂　枝 12 g	

90 剂，日 1 剂，水煎，分 2 次温服。

守上方去五味子、黄连、连翘，同时将玉米须、葶苈子换为大腹皮、地肤子行利水祛湿消肿。由于机体正气恢复，故去太子参、玄参、刺五加、南沙参，加生黄芪，并加桂枝、干姜、高良姜温通心脉、燥湿祛痰。另加合欢皮安神定志。

七诊（2019 年 6 月 26 日）：病人近来无乏力气短，活动后无胸闷不适。纳差 3 日，自觉消化不良，常感腹中胀气不适，二便可，眠可。舌淡紫，苔根部黄腻，舌下脉络中度曲张，脉沉细弦。2019 年 5 月 10 日超声心动图提示：二尖瓣少量反流，三尖瓣少量反流，EF 60%。

处方：

太子参 15 g	炙黄芪 15 g	北沙参 12 g	人参片 10 g（另煎）
玄　参 10 g	丹　参 15 g	赤　芍 15 g	红　花 12 g
川　芎 12 g	鸡血藤 15 g	路路通 15 g	川牛膝 15 g
广藿香 12 g	佩　兰 12 g	鸡内金 15 g	玫瑰花 10 g

陈　皮 12 g　　醋三棱 12 g　　醋莪术 12 g　　薄　荷 3 g（后下）

60 剂，日 1 剂，水煎，分 2 次温服。

经翁老多次治疗后，病人诸症减轻，身体恢复良好，病情较为稳定。嘱其"吃饭莫饱、走路莫跑、遇事莫恼"，适寒温、调情志并保持生活规律，继续坚持口服中药方剂以巩固疗效。

病人自 2018 年 9 月—2019 年 6 月于翁老门诊调治，前期病情严重时平均 1 个月复诊 1 次，甚则半个月复诊 1 次，后期病情稳定后间隔增长，约 3 个月复诊 1 次。治疗期间，翁老多以益气、活血、养阴、利水、温阳类药物为主，辅以解表、理气、祛暑、通经类药物，该案例处方归纳总结见图 7。

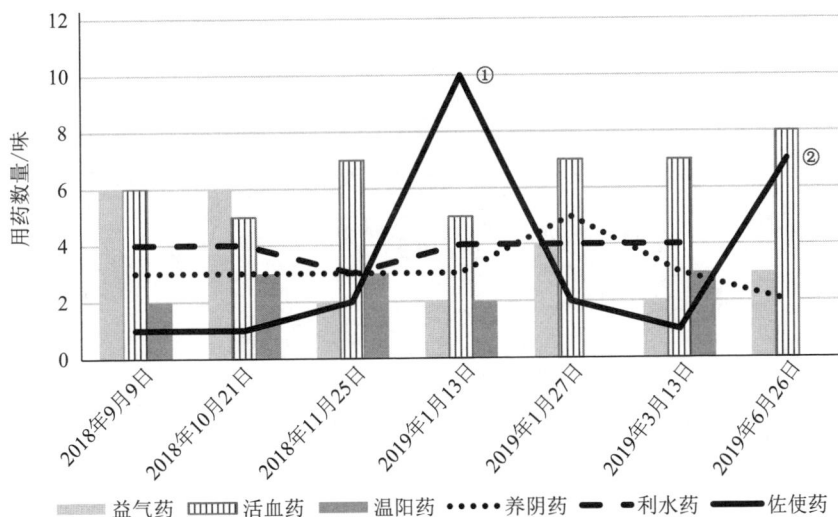

注：①另开的辛凉解表方，归为佐使药；②理气健脾、芳香解暑、通络止痛类药物统归为佐使药。

图 7　病人王某门诊处方用药情况

二、医案分析

对该案例的中药处方进行统计分析后发现，在治疗该病人的过程中，翁老最核心的治法是益气活血法，该治法贯彻于全部诊次中，也是针对病人气虚血瘀证最有效的治疗手段。同时，使用利水祛湿法治疗病人心功能下降所导致的双下肢水肿症状。又根据证候变化、季节更替与病情缓急等分别选用益气养阴活血法或益气温阳活血法，辅以通络止痛。病人外感表邪，后入里化热，以辛凉解表法治疗。因暑热时令的到来，采用芳香祛暑法避暑祛湿。

运用古今医案云平台（个人版 V2.1）对中药处方进行复杂网络分析，结果见图8。中药处方复杂网络包含了各个节点之间的关系与各中药的使用频次，其中越靠近网络中心的药物权重越大，表明其在处方中的作用越强。

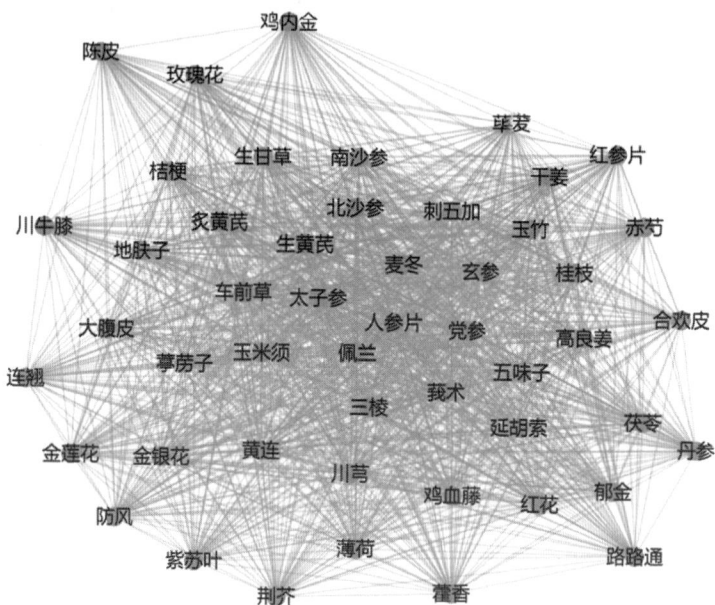

图8　翁老中药处方复杂网络分析

进一步对翁老处方中用药情况进行统计分析，结果见表1。可以看出，翁老所用药物中出现频次最高的是破血行气药三棱与莪术，用量为10~12 g。其余高频次活血药及其用量为郁金12~15 g、延胡索15 g、丹参15 g。最高频次的益气药及其用量为人参10 g，最高频次的养阴药及其用量为玉竹15 g、麦冬10~12 g，最高频次的利水药及其用量为车前草15 g。

表1　病人王某处方中药物使用情况

中药	频次	百分比/%	平均剂量/g	最小剂量/g	最大剂量/g	标准差
三棱	7	100.00	11.43	10.0	12.0	0.9
莪术	7	100.00	11.43	10.0	12.0	0.9
丹参	6	85.71	15.00	15.0	15.0	0.0
人参片	6	85.71	10.00	10.0	10.0	0.0
延胡索	6	85.71	15.00	15.0	15.0	0.0
玉竹	6	85.71	15.00	15.0	15.0	0.0
车前草	6	85.71	15.00	15.0	15.0	0.0
郁金	6	85.71	14.00	12.0	15.0	1.41
麦冬	6	85.71	11.00	10.0	12.0	1.0

按：病人中年男性，病情严重，相关不适症状无法有效控制，行冠脉旁路移植术前始终未重视病情，导致病情逐步加重，身体正气不断被损耗。气虚无法推动血液在脉道中正常运行，日久形成瘀血，且瘀血的程度随着病情加深逐渐严重。经历冠脉旁路移植术虽解决了当时的主要矛盾，但也是对病人体内气血津液的巨大损耗，机体在短时间内难以恢复至正常状态。

翁老针对该病人的病情，牢牢抓住"气虚血瘀"的核心病机，辨证审因，灵活运用益气活血法缓解病人的不适症状。在中医理论体系内，冠心病冠脉狭窄属于"心络瘀阻"的范畴，心络是循行于心系经脉的各级分支，同时也是全身络脉的重要组成部分。心络多指渗灌血液到心肌组织的冠脉循环系统，包括广泛分布于心肌的微循环小血管，此类小血管位于心肌深处，狭窄纤细，元气虚羸时极易堵塞导致血管内血流瘀滞。遇此类证候时翁老常强调大补元气，应用人参、红参、黄芪、党参、太子参、刺五加等药物益气扶正，鼓动血管内血液正常循行，这些益气药协同其他药物，促进冠脉内血液循环，改善心肌供血，加强病人的心功能，提高病人的生存质量。对于久病气虚血瘀者，翁老认为此类病人的瘀血较难消散，需在补气的基础上应用破血药，即在常用活血药的基础药上加用莪术、三棱破血消积，攻逐顽疾。可以看出，翁老在治疗各类心血管疾病时非常重视心气、心阴与心血三者之间的关系。气为血之帅，气虚则行血无力而致瘀血；阴为血之源，心阴不足，血干枯燥而无以濡润，脉道不利亦会导致瘀血；反之，血瘀又会加重耗气伤阴的过程，使气血更加虚弱。因此，翁老在治疗各类心血管疾病时力求通过灵活的选方用药使三者处于调和的状态。

（王旭杰）

益气养阴法治疗肥厚型心肌病

扫码看名师讲解

一、医案举隅一

以下两则医案中的病人系父女，于宁波当地医院均被诊断为肥厚型心肌病，为家族遗传所致，经西医对症治疗后对效果不满意，慕名求治于中医。故放在一起讨论。

医案一

邹某，男，58岁。2015年7月30日就诊。

主诉：活动后心慌3年。

现病史：近3年来自觉走路快、生气着急时即出现心慌，伴心前区轻微疼痛。2014年体检示心脏饱满增大，2015年5月19日宁波当地医院诊断其为非梗阻性肥厚型心肌病，予对症治疗。近3个月自觉体力下降，乏力。

既往史：高血压病史10年，目前口服酒石酸美托洛尔47.5 mg，1天1次，贝那普利10 mg，1天1次，血压控制可。高脂血症病史10年。鼻咽癌10年，曾行放疗、化疗。吸烟、饮酒多年，已戒10年。

初诊（2015年7月30日）：心悸，疲乏无力，活动时明显，勉强可上2层楼。咽痒、咳嗽反复发作，痰白、量少。脾气急躁，纳可，眠差，易醒，每晚醒3~4次。口干，无味觉（鼻咽癌术后放疗、化疗引起），大便可，夜尿多。舌淡暗，苔薄白，脉沉细。

西医诊断： 肥厚型心肌病。

中医诊断： 心悸。

辨证： 气阴两虚，瘀血痹阻。

治法： 益气养阴，活血利水。

处方：

太子参 10 g	北沙参 12 g	生黄芪 15 g	炒白术 12 g
麦 冬 10 g	五味子 10 g	玉 竹 15 g	车前草 15 g
茯 苓 15 g	大腹皮 12 g	丹 参 15 g	川 芎 12 g
红 花 12 g	赤 芍 12 g	郁 金 12 g	鸡血藤 15 g
川牛膝 15 g	广藿香 12 g	佩 兰 12 g	

60 剂，日 1 剂，水煎，分 2 次服。

初诊按语：

病人心悸、乏力、脉沉细，此为气阴两虚，故选用生脉饮为主方加减，以益气养阴固本。

病人患心肌病多年，舌质暗，瘀血之证明显，故用冠心 3 号方（红花、赤芍、丹参、川芎、郁金）活血化瘀，方中药物性质温和，活血而不破血。

二诊（2015 年 9 月 24 日）：病人病情好转，体力增强，原来走路 10 分钟就出现胸闷憋气，现在可以行走半小时。最近感冒，现咳嗽，痰少、色黄、发黏，无发热。天气变化时血压有波动，血压值为（120～150）/80 mmHg，头晕。舌质暗，苔白，脉弦细。

处方：

生黄芪 20 g	太子参 12 g	刺五加 12 g	黄 精 15 g
炒白术 12 g	防 风 10 g	桔梗 15 g	枇杷叶 12 g
黄 芩 12 g	麦 冬 10 g	玉 竹 15 g	葶苈子 12 g（包煎）
五味子 6 g	合欢皮 15 g	高良姜 12 g	肉 桂 6 g
泽 泻 12 g	大腹皮 15 g	酸枣仁 15 g	土茯苓 12 g

60 剂，日 1 剂，水煎，分 2 次服。

三诊（2015 年 12 月 3 日）：胸闷憋气好转，每日散步 2～3 次，每次半小时左右。心悸、气短好转，偶有胸痛。舌质暗，苔白，脉弦细。

处方：

生黄芪 15 g	太子参 12 g	刺五加 12 g	黄　精 15 g
炒白术 12 g	防　风 10 g	麦　冬 10 g	玉　竹 15 g
五味子 10 g	高良姜 12 g	肉　桂 6 g	葶苈子 12 g（包煎）
茯　苓 15 g	车前草 15 g	玉米须 15 g	丹　参 15 g
红　花 15 g	郁　金 12 g	延胡索 12 g	合欢皮 15 g
酸枣仁 15 g			

60 剂，日 1 剂，水煎，分 2 次服。

四诊（2016 年 4 月 28 日）：病人体力好转，可从事日常工作。心前区偶有隐痛。时有头晕，无咳嗽，情绪逐渐平稳。舌暗红，苔薄白，脉弦细。

处方：

生黄芪 20 g	太子参 12 g	刺五加 12 g	炒白术 12 g
防　风 10 g	黄　芩 12 g	麦　冬 10 g	玉　竹 15 g
红　花 12 g	五味子 6 g	高良姜 6 g	珍珠母 15 g（先煎）
丹　参 15 g	赤　芍 15 g	郁　金 12 g	土茯苓 12 g
车前草 15 g	玉米须 15 g	葶苈子 10 g（包煎）	

共 60 剂，日 1 剂，水煎，分 2 次服。

医案二

邹某，女，34 岁。2017 年 1 月 19 日就诊。

主诉：发现肥厚型心肌病半年。

现病史：病人体检时被确诊为肥厚型心肌病，常胸闷不适，失眠，耳鸣，脱发。（病人系高三教师，平素工作压力大，教务繁忙。）

家族史：其父亦患肥厚型心肌病，服用中药后病情好转，当地医院诊断为家族遗传性肥厚型心肌病。

初诊（2017 年 1 月 19 日）：反复胸闷不适，体力尚可。眠差，入睡困难、夜间易醒，严重时整夜失眠。耳鸣，脱发，记忆力下降。舌质暗红，苔薄，脉弦。2017 年 1 月 7 日于宁波某医院做超声心动图示：室间隔呈梭形增厚，最厚处约 15 mm。提示非梗阻性肥厚型心肌病。

西医诊断： 肥厚型心肌病。

中医诊断： 胸痹。

辨证： 肝郁气滞，心神不宁。

治法： 疏肝理气，宁心安神。

处方：

柴　胡 6 g	银柴胡 12 g	郁　金 12 g	青　蒿 10 g (后下)
紫苏梗 12 g	合欢皮 15 g	五味子 10 g	茯　苓 15 g
酸枣仁 15 g	赤　芍 12 g	白　芍 10 g	天　麻 10 g
葛　根 15 g	玉米须 15 g	车前草 12 g	钩　藤 12 g (后下)
生　地 15 g	神　曲 15 g	生黄芪 15 g	

60 剂，日 1 剂，水煎，分 2 次服。

初诊按语：

（1）肥厚型心肌病病位在心，严重者可波及五脏，为本虚标实之证。其病机是心气亏虚、心脉痹阻。中医有"急则治标，缓则治本"的明训，但不可胶执固守，不知变通。

（2）现代社会竞争激烈，人们的心理压力较大，情绪经常处于压抑、忧愁、思虑、焦虑、烦躁等状态中。中医早有怒伤肝、思伤脾、恐伤肾等七情致病之说，情志失调易造成人体气机郁滞、瘀血痹阻，从而诸病丛生。临床治疗常用疏肝解郁、安神定志之法。

（3）治疗上应"双心"同调（即心脏疾病、心理问题并重，综合调治），从脏腑学说分析其病位在心、肝，立法当以理气活血、解郁安神为主，可用解郁活血汤加减。此病案颇为典型，通过疏肝理气、解郁安神之法调畅气血、安神定志，心静则神安，神安则气足，气足则血旺，血气流畅，进而收功。

二诊（2017 年 3 月 16 日）：服用上方后胸闷减轻，但情绪波动时仍有发作。耳鸣、失睡改善。舌质暗红，苔薄，脉弦细。2017 年 3 月 11 日复查超声心动图，示：室间隔 15 mm，EF 72%。

处方：

生黄芪 12 g	太子参 10 g	银柴胡 12 g	青 蒿 10 g（后下）
北沙参 12 g	葛 根 15 g	郁 金 12 g	合欢皮 15 g
五味子 10 g	酸枣仁 15 g	赤 芍 12 g	白 芍 10 g
天 麻 10 g	枸杞子 12 g	墨旱莲 12 g	钩 藤 12 g（后下）
神 曲 12 g	陈 皮 10 g	珍珠母 15 g（先煎）	

60 剂，日 1 剂，水煎，分 2 次服。

三诊（2017 年 5 月 11 日）：病人偶有胸闷，耳鸣，干咳无痰。近期加班工作，较为劳累，时有乏力。眠安，情绪平稳。舌质暗红，苔白，脉弦细。2017 年 5 月 9 日复查超声心动图，示病情稳定未再进展（室间隔 15 mm，EF 69%）。

处方：

生黄芪 15 g	太子参 10 g	刺五加 10 g	麦 冬 10 g
五味子 10 g	玉 竹 15 g	酸枣仁 15 g	合欢皮 15 g
地肤子 15 g	炒白术 12 g	陈 皮 12 g	墨旱莲 15 g
枸杞子 15 g	茯 苓 15 g	土茯苓 15 g	荷 叶 15 g
天 麻 12 g			

90 剂，日 1 剂，水煎，分 2 次服。

四诊（2017 年 8 月 10 日）：近日病人因工作劳累，病情加重，倦怠乏力明显，体力下降，心悸，加用酒石酸美托洛尔半粒。失眠，梦多，急躁。舌质暗红，苔薄白而腻，脉弦。

处方：

生黄芪 15 g	太子参 10 g	刺五加 10 g	黄 精 15 g
麦 冬 10 g	五味子 10 g	玉 竹 15 g	葶苈子 12 g（包煎）
酸枣仁 15 g	合欢皮 15 g	柏子仁 15 g	茯 苓 15 g
赤 芍 12 g	郁 金 15 g	延胡索 12 g	土茯苓 15 g
藿 香 12 g	佩 兰 12 g	天 麻 12 g	黄 芩 15 g

60 剂，日 1 剂，水煎，分 2 次服。

按：（1）中医辨证分析。

本病的脏腑辨证以心为主，病甚者可波及五脏。临床多以心气心阳亏虚、瘀血水饮内停为常见，以气（阳）虚、血瘀、水停为基本病理因素，治疗也当从益气温阳、活血利水着眼，病证结合。翁老认为中医诊病当以辨病为先，继以辨证，再辨其症，病—证—症三者结合，综合诊断。治疗本病时，当紧握病机关键，灵活处方用药，在养阴活血的基础上，根据病人个体因素、所处病情阶段及病理性质的证候特点进行具体辨证施治，这也体现了中医补虚泻实、标本兼治、以平为期的治疗原则。

医案一中邹父患肥厚型心肌病多年，喘促、乏力，辨证为心气亏虚，初诊治疗以生脉饮益气养阴为主，并辅以太子参加强补气力量。此外，病人年老肾虚，水饮上犯致喘，故治疗时兼以利水。医案二中邹女亦罹患肥厚型心肌病，平素工作劳累，气血暗耗，气虚、肝郁并存，所以初诊施以疏肝解郁法，调畅气机，二诊气机已畅，症状缓解，故调整用药，加强益气养阴，其中加用太子参益气养阴，且生黄芪、太子参合用，补气之功尤著。需注意，该案病人肝郁气滞，不宜骤用补药，故待病人首诊服药后肝疏气畅，再于二诊、三诊处方中逐渐加大补气药物的用量，同时佐用陈皮理气，补而不滞。气为血之帅，气旺则血行，气血冲和，病人诸症自愈。

（2）病人病情分析。

肥厚型心肌病是心脏进行性损伤、缓慢发展、急性加重恶化的过程，现代研究表明本病具有家族遗传性。邹父于 2015 年被诊断为"非梗阻性肥厚型心肌病"，中医辨证为气阴两虚、瘀血痹阻，故治疗以益气养阴、活血利水之法。经治，病人不适症状改善明显。邹女，34 岁，有家族遗传危险因素，加之平素工作压力大，中医认为怒伤肝、思伤脾、恐伤肾，情志不调最容易造成人体气机郁滞，瘀血痹阻，诸病丛生。故对她的治疗与对其父的稍有不同，在益气养阴的基础上，重视疏肝解郁、安神定志。治疗半年后其病情改善不甚明显，提示中医对本病的治疗当从长论治。病人邹女超声心动图监测情况如表2所示。

表2　病人邹女超声心动图监测情况

日期	AO /mm	LVEDd /mm	IVS /mm	LVEF /%	LA /mm	LVESd /mm	LVPW /mm	LVFS /%
2017 年 1 月 7 日	30	43	15	78	31	23	10	46
2017 年 3 月 11 日	30	41	15	72	29	24	9	41
2017 年 5 月 9 日	31	42	15	69	33	26	10	38
2017 年 8 月 7 日	31	40	15	79	28	21	10	47

注：AO 为主动脉内径，LVEDd 为左心室舒张末期内径，IVS 为室间隔厚度，LVEF 为左室射血分数，LA 为左房内径，LVESd 为左心室收缩末期内径，LVPW 为左室后壁厚度，LVFS 为左室缩短率。

（3）用药分析。

用药选择上，案例中对邹父的治疗以益气养阴、活血利水为主。其中，益气药有生黄芪、太子参、北沙参、刺五加，养阴药有黄精、麦冬、玉竹、五味子，活血药有丹参、川芎、红花、赤芍、延胡索、郁金、鸡血藤、川牛膝，利水药有葶苈子、泽泻、大腹皮、土茯苓、茯苓、车前草、玉米须。对邹女的治疗以疏肝理气、滋阴活血为主，重在调畅气机。其中，疏肝理气药用柴胡、银柴胡、青蒿、紫苏梗、天麻、钩藤、葛根，养阴药用黄精、麦冬、五味子、玉竹、枸杞子，益气活血药用生黄芪、太子参、刺五加、赤芍、白芍、郁金、延胡索，利水药用地肤子、茯苓、土茯苓、荷叶、车前草、玉米须。

综上可知，治疗肥厚型心肌病以养阴活血为主要治疗原则，同时根据不同病人的情况辨证论治。对于年老病久伤及心功能者，适当加入利水药以减轻心脏负荷；对于情志致病者，遣以疏肝理气之品，同时注重随证加减。根据该2例医案总结肥厚型心肌病的具体治疗用药如图9所示。

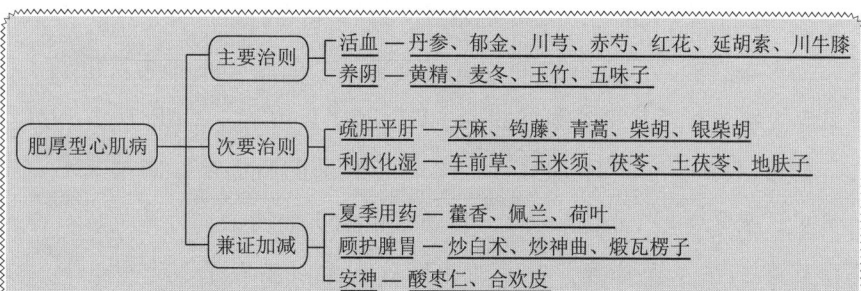

图9　肥厚型心肌病中医治疗原则及翁老常规用药

　　此外，肥厚型心肌病本属顽疾，且其治疗需要医生与病人共同努力，才能取得较好的疗效。医案二中邹女气血未平，不知休养，所以病仍会反复。此病人因工作劳累致病情反复，也正是现代社会竞争激烈、工作压力大的反映。对此，医者应该反复与病人沟通，告知宜忌，增强其依从性才能获效。

二、医案举隅二

　　吴某，男，48岁。2018年1月28日就诊。

　　主诉：咳嗽喘憋，不能平卧1个月余。

　　现病史：2017年12月突发夜间胸闷气短，咳嗽喘憋，不能平卧，在当地医院查肺功能示中度限制性通气功能障碍。胸部CT检查示：①右肺为主，两肺渗出，两侧少量胸水；②两肺多发小结节，炎性可能大；③两肺尖局限性肺气肿，左上肺钙化灶，两肺少许纤维灶。2018年1月25日心脏超声示：左心扩大（64 mm×45.2 mm×47 mm），左室舒张末期内径（LVEDd）65.7 mm，EF 34.7%，重度二尖瓣反流，轻度三尖瓣、主动脉瓣反流，二尖瓣口可见大量反流信号，反流面积12.0 cm^2，占左房43.6%，三尖瓣口可见少量反流信号。冠脉造影未示明显狭窄。动态心电图提示心脏交感神经张力增高。BNP 7669 pg/ml。血常规（2017年12月19日）：白细胞（WBC）10.7×10^9/L，中性粒细胞计数8.6×10^9/L，嗜酸性粒细胞计数0.02×10^9/L；超敏C反应蛋白（CRP）0.8 mg/L。空腹血糖（FBG）10.83 mmol/L。当地医院诊断为原发性扩张型心肌病，心功能Ⅲ级，肺部感染，2型糖尿病。予以利尿、扩张血管以减轻心脏负荷、控制心室率、改善心室重构及降糖、抗感染等对症治疗后，复查血常规示：WBC 6.5×10^9/L，CRP 52.1 mg/L。

初诊（2018年1月28日）：咳嗽喘憋，夜不能卧，影响睡眠，心情焦虑，畏风怕冷，乏力气短，喜卧床，上3楼便觉体力不支，但依然坚持日常工作。舌暗红，苔黄腻，脉弦。无明显双下肢水肿，诉近期FBG 6~7 mmol/L。

西医诊断： 扩张型心肌病，心衰；2型糖尿病。

中医诊断： 胸痹，心水。

辨证： 气虚血瘀，阳虚水泛证。

治法： 益气活血，温阳利水。

处方：

人　参 10 g	太子参 12 g	玄　参 12 g	北沙参 12 g
生黄芪 15 g	黄　精 15 g	麦　冬 10 g	玉　竹 15 g
桂　枝 12 g	干　姜 6 g	车前草 15 g	葶苈子 15 g（包煎）
茯　苓 15 g	丹　参 15 g	赤　芍 15 g	郁　金 15 g
延胡索 15 g	苦　参 10 g	黄　连 10 g	关黄柏 12 g

60剂，日1剂，水煎，早晚分服。

嘱病人：①遇事勿恼，吃饭勿饱，走路勿跑；②注意控制饮水量，减轻心脏负荷；③按时服药，2个月后复查心脏彩超，如指标改善，病情缓解，则效不更方，可抄方继服2个月。

二诊（2018年6月3日）：连续服药4个月，夜间咳嗽喘憋、乏力气短症状均明显减轻，畏风怕冷改善不甚明显。舌暗，苔白腻，脉弦。2018年5月28日复查超声示：左房较前缩小（左房前后径52 mm），LVEDd减低（65.2 mm），EF提高（双平面46%），二尖瓣反流改善（中度），少量三尖瓣、二尖瓣反流。

处方：

太子参 12 g	玄　参 12 g	北沙参 12 g	人参片 10 g（另煎）
生黄芪 15 g	黄　精 15 g	麦　冬 10 g	玉　竹 15 g
桂　枝 12 g	干　姜 6 g	茯　苓 15 g	葶苈子 15 g（包煎）

大腹皮 15 g	玉米须 20 g	荷　叶 15 g	丹　参 15 g
赤　芍 15 g	郁　金 15 g	延胡索 15 g	苦　参 10 g
黄　连 10 g			

60 剂，日 1 剂，水煎，早晚分服。医嘱同前。

三诊（2018 年 8 月 5 日）：服药半年，咳嗽喘憋、畏风怕冷症状明显好转。近期工作压力大，情绪欠佳，休息不足，复见气短乏力。血糖稳定，饮食、二便可。舌暗，苔黄腻，脉弦。翁老认为，此时正值暑季，阳盛易夹湿，处方用药当少温热、重利湿。2018 年 7 月 25 日心脏超声示：左房 58 mm×46.2 mm×39 mm，LVEDd 60.8 mm，EF 47.1%，二尖瓣反流中量，三尖瓣反流少量。病情持续好转。

处方：

太子参 15 g	刺五加 10 g	北沙参 12 g	人参片 10 g（另煎）
玄　参 12 g	生黄芪 15 g	麦　冬 10 g	玉　竹 15 g
桂　枝 12 g	干　姜 6 g	车前草 15 g	葶苈子 12 g（包煎）
大腹皮 15 g	玉米须 15 g	川牛膝 15 g	广藿香 10 g
佩　兰 10 g	郁　金 15 g	延胡索 15 g	黄　连 10 g
淡竹叶 15 g			

60 剂，日 1 剂，水煎，早晚分服。嘱病人注意休息，劳逸结合。

四诊（2018 年 9 月 30 日）：无明显胸闷喘憋，畏风怕冷明显好转。时有干咳无痰，仍气短乏力。近期自主进食粗粮，FBG 约 6.4 mmol/L。眠可，二便调。舌暗，苔黄，脉弦。2018 年 9 月 17 日心脏超声示：左房前后径 42 mm，LVEDd 63.3 mm，EF 48.6%，二尖瓣口可见少量反流信号，其反流面积 4.59 cm^2，占左房 20%，三尖瓣口、主动脉瓣口可见少量反流信号。

处方：

太子参 15 g	刺五加 15 g	北沙参 12 g	人参片 10 g（另煎）
玄　参 12 g	生黄芪 15 g	炙黄芪 15 g	麦　冬 10 g
玉　竹 15 g	玉米须 15 g	川牛膝 15 g	葶苈子 15 g（包煎）
茯　苓 15 g	桂　枝 15 g	干　姜 10 g	高良姜 12 g
郁　金 15 g	醋延胡索 15 g	丹　参 15 g	黄　连 10 g

60剂，日1剂，水煎，早晚分服。

五诊（2018年11月25日）：偶有咳嗽，畏风怕冷明显好转，情绪渐佳，上3楼不觉乏力，已可参加高强度工作。饮食、睡眠可，大、小便正常。舌暗，苔黄，脉弦。FBG 5～5.7 mmol/l。2018年11月29日心脏超声示：左房60 mm×51 mm×45 mm，LVEDd 59 mm，EF 47.7%，二尖瓣口、三尖瓣口与主动脉瓣口可见少量反流信号。

处方：

红　参10 g	太子参15 g	刺五加15 g	炙黄芪15 g
玄　参12 g	酒黄精15 g	麦　冬15 g	玉　竹15 g
玉米须15 g	车前草15 g	干　姜10 g	葶苈子15 g（包煎）
高良姜12 g	草　蔻10 g	郁　金15 g	醋延胡索15 g
丹　参15 g	红　花15 g	黄　连6 g	

60剂，日1剂，水煎，早晚分服。

六诊（2019年1月20日）：未诉明显不适，心情开朗，上3楼不觉乏力，参加高强度工作未觉劳累。饮食、睡眠可，大、小便正常。舌暗，苔黄，脉弦。2019年1月7日心脏超声示：左房前后径43 mm，LVEDd 59 mm，EF（双平面法）49.4%，轻度二尖瓣、三尖瓣、主动脉瓣反流。

处方：

红　参10 g	太子参15 g	刺五加15 g	党　参12 g
炙黄芪15 g	酒黄精15 g	玄　参12 g	麦　冬15 g
玉　竹15 g	玉米须20 g	车前草15 g	葶苈子15 g（包煎）
大腹皮15 g	茯　苓15 g	干　姜10 g	高良姜12 g
郁　金15 g	延胡索15 g	黄　连10 g	丹　参15 g
赤　芍15 g	红　花12 g	黄　柏12 g	

60剂，日1剂，水煎，早晚分服。

七诊（2019年3月21日）：未诉明显不适，心情开朗，上3楼不觉乏力，参加高强度工作未觉劳累。饮食、睡眠可，大、小便正常。舌暗，苔黄，脉弦。心脏超声（2019年3月18日）：左房前后径44 mm，LVEDd 57 mm，EF（双平面法）49.3%，轻度二尖瓣、三尖瓣反流。

处方：

人　参 10 g	太子参 15 g	刺五加 12 g	党　参 12 g
炙黄芪 15 g	酒黄精 15 g	麦　冬 10 g	玉　竹 15 g
车前草 15 g	茯　苓 15 g	大腹皮 15 g	葶苈子 15 g（包煎）
黄　连 10 g	炒酸枣仁 15 g	合欢皮 15 g	醋延胡索 15 g
丹　参 15 g	赤　芍 15 g	红　花 12 g	

60 剂，日 1 剂，水煎，早晚分服。

八诊（2019 年 5 月 23 日）：病情较前无明显变化，心情开朗，上楼不觉乏力，参加高强度工作未觉劳累。饮食、睡眠可，大、小便正常。舌暗，苔黄，脉弦。2019 年 5 月 20 日心脏超声示：左房前后径 44 mm，LVEDd 56 mm，EF（双平面法）55.2%，轻度主动脉瓣、二尖瓣、三尖瓣反流。

处方：

人　参 10 g	太子参 15 g	刺五加 12 g	党　参 12 g
黄　芩 15 g	酒黄精 15 g	麦　冬 10 g	玉　竹 15 g
车前草 15 g	玉米须 15 g	茯　苓 15 g	葶苈子 15 g（包煎）
大腹皮 15 g	干　姜 6 g	桂　枝 12 g	黄　连 10 g
合欢皮 15 g	丹　参 15 g	赤　芍 15 g	炒酸枣仁 15 g
红　花 12 g			

60 剂，日 1 剂，水煎，早晚分服。

九诊（2019 年 7 月 25 日）：病情较前无明显变化，心情开朗，上楼不觉乏力，参加高强度工作未觉劳累。饮食、睡眠可，大、小便正常。舌暗，苔黄，脉弦。2019 年 7 月 22 日心脏超声示：左房前后径 42.2 mm，LVEDd 55.4 mm，EF（双平面法）54.2%，轻度主动脉瓣、二尖瓣、三尖瓣反流。

处方：

人　参 10 g	刺五加 12 g	党　参 12 g	黄　芩 15 g
酒黄精 15 g	太子参 15 g	麦　冬 10 g	玉　竹 15 g
车前草 15 g	玉米须 15 g	茯　苓 15 g	葶苈子 15 g（包煎）
藿　香 12 g	佩　兰 12 g	大腹皮 15 g	干　姜 6 g

| 桂　枝 12 g | 黄　连 10 g | 合欢皮 15 g | 炒酸枣仁 15 g |
| 丹　参 15 g | 赤　芍 15 g | 红　花 12 g | |

60 剂，日 1 剂，水煎，早晚分服。

十诊（2019 年 9 月 25 日）：病情较前无明显变化，心情、体力改善明显，参加高强度工作未觉劳累。饮食、睡眠可，大、小便正常。舌暗，苔黄，脉弦。2019 年 9 月 16 日心脏超声示：左房前后径 42.3 mm，LVEDd 56 mm，EF（双平面法）55.2%，轻度主动脉瓣、二尖瓣、三尖瓣反流。

处方：

人　参 10 g	刺五加 12 g	党　参 12 g	黄　芩 15 g
酒黄精 15 g	太子参 15 g	麦　冬 10 g	玉　竹 15 g
车前草 15 g	玉米须 15 g	茯　苓 15 g	葶苈子 15 g（包煎）
大腹皮 15 g	干　姜 6 g	桂　枝 12 g	黄　连 10 g
合欢皮 15 g	炒酸枣仁 15 g	丹　参 15 g	赤　芍 15 g
红　花 12 g			

60 剂，日 1 剂，水煎，早晚分服。

十一诊（2019 年 12 月 4 日）：病情较前无明显变化，心情、体力改善明显，参加高强度工作未觉劳累。饮食、睡眠可，大、小便正常。舌暗，苔黄，脉弦。2019 年 11 月 29 日心脏超声示：左房前后径 37.8 mm，LVEDd 54.5 mm，EF（双平面法）57.5%，轻度主动脉瓣、二尖瓣、三尖瓣反流。

处方：

人　参 10 g	刺五加 12 g	党　参 12 g	黄　芩 15 g
酒黄精 15 g	太子参 15 g	麦　冬 10 g	玉　竹 15 g
车前草 15 g	玉米须 15 g	茯　苓 15 g	葶苈子 15 g（包煎）
大腹皮 15 g	干　姜 6 g	桂　枝 12 g	黄　连 10 g
合欢皮 15 g	炒酸枣仁 15 g	丹　参 15 g	赤　芍 15 g
红　花 12 g			

60 剂，日 1 剂，水煎，早晚分服。

按：（1）病因病机分析。

心衰是扩张型心肌病较为常见的并发症，临床治疗困难，预后差，迁延日久易发展成难治性心衰。中医多认为其属"心水""支饮"的范畴，本病核心病机为阳虚水泛，病变之脏在心，但又不局限于心，常可累及肺、脾、肝、肾等，其病机论述如下。

气与血不可须臾相离，构成人身之本，气病则血亦病，"血气不和，百病乃变化而生"（《素问·调经论》）。正虚邪凑，病人早期始因正气亏虚而致病，气虚日久，伤阳及血，阳伤使血寒则易凝，血伤不利则为水，"水病，下为胕肿大腹，上为喘呼不得卧"（《素问·水热穴论》）。此期病人气虚日久，卫阳不充，心阳射血无力，不能外达于周身百骸，则畏寒肢冷，甚者发绀；水液凌心射肺，则咳嗽咯痰、气喘息促；心火不能下达肾阳，致心肾水火失济，则失眠、水肿、小便难。因此，心肾阳虚、水湿泛溢为本病的主要矛盾。

翁老诊病时以辨病为先，从气虚血瘀的角度认识扩张型心肌病的发病；其次分期辨证，把本病分为早期气虚血瘀、中期阳虚水泛、晚期五脏阴阳俱损三种证型。在本病早期，病人一般没有明显的症状，往往会被忽视，病人前来就诊时多因出现明显的咳喘、水肿、心悸、胸闷等症状，即心衰（此为扩张型心肌病发展至中期阳虚水泛证）。临证时当病-证-症三者结合全面辨治，与传统辨证为主的思想有别。

本案病人扩张型心肌病诊断明确，以"咳嗽喘憋，不能平卧1个月余"为主诉，翁老经病-证-症综合辨治，认为病人气虚日久，阳虚不运，水湿滞留而发展成力竭。病之初为气虚血瘀，随病程进展逐渐加重，即气虚血瘀贯穿于整个疾病进程，根据中医"先病为本，后病为标"的原则，故气虚血瘀在前为本，阳虚水泛在后为标。

（2）治则治法分析。

本案病人病程短，病情重，进展快，首诊时其病情已进展至中期阳虚水泛证，如得不到及时控制，其心衰症状将日渐加重，病至后期可危及生命。目前西医学对本病的治疗主要是改善症状、阻止或延缓病情进展、预防并发症、提高生存率等，临床疗效欠满意，尚无根治性的治疗方法。传统中医也多局限于辨证论治的层面，通常有其症方论其证，治疗也多对症而治，施予益气活血、温阳利水、通脉安神之类的药物。近年来有学者提出辨证分型论治及专方专治，具有一定的中医诊疗特色，但尚缺乏长期疗效追踪及标准化、规范化的诊疗方案。翁老从整体观念出发，全局把握疾病的发展进程，认为是其病当有其证，当先辨其病，再论其证，当辨病、辨证论治以缓其症。辨病当结合现代医学的先进技术（如超声心动图、血浆 BNP 等）及相关诊疗指南的诊断标准对本病进行诊断；辨证则当运用中医思维，根据病人证候特点及辅助检查、四诊情况合参以确定病人所处病情阶段及证候类型。即翁老辨治本病时采用中西结合、病证结合，紧握病机关键，病、证、症三者结合，全面施治。

扩张型心肌病并发的心衰，中医辨证为气虚血瘀为本，阳虚水泛为标，故治当祛邪治标为急，益气活血以治本图缓。翁老在益气活血的基础上，重用温阳利水法，体现了中医补虚泻实、标本兼治、以平为期的治疗原则。本病迁延日久，可见气虚、阳虚、血瘀、水停交互错杂，为五脏气血阴阳俱虚而成的虚实兼杂之象，治当攻补兼施、标本并治，补益五脏气血阴阳以治本，活血祛瘀利水以治标。此外，翁老指出心主血脉，亦主神明，罹患心血管疾病者，气血不和，血脉失通，神明难安，故多伴有焦虑、抑郁等神志疾病，对于此类病人，翁老在治疗上强调双心同调、气血同治、瘀郁双解。

（3）方药疗效分析。

1）病人病情分析。

病人初诊时阳虚水泛较为显著，急则治标，翁老重用活血利水药，随病情发展，病人气与阳渐虚，故逐渐加大益气、温阳药兼顾根本，同时配伍养阴药，一则助阳以化，二则充养阴源。此外，翁老据季节变化随证化裁，如夏季注重少温热多利湿，冬、秋季心血管疾病易加重反复，案中病人素有畏寒怕冷，故逐渐加大益气温阳药的用量，体现了因人、因时以制宜的用药特点。经治，病人症状改善，左心房缩小，LVEDd持续下降，EF（双平面法）逐步提高，二尖瓣、三尖瓣及主动脉瓣反流量逐渐减少直至消失（见图10、图11）。

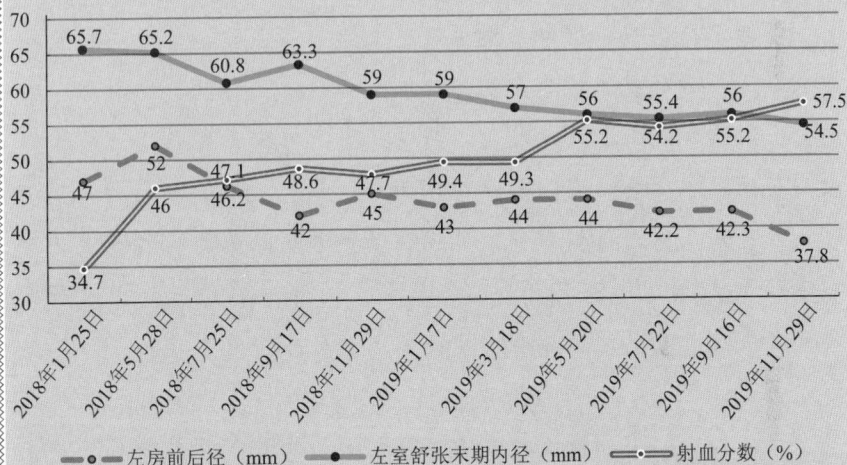

图10　病人吴某超声心动图监测情况

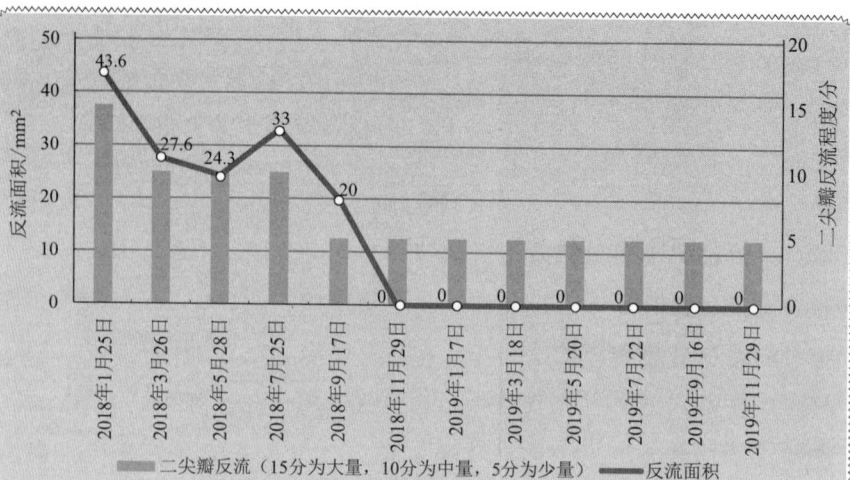

图11 病人二尖瓣反流情况

2) 处方药物分析。

翁老根据辨病、辨证而遣方用药，治疗时主要针对该病人的病因病机，而后从整体观念出发，标本兼顾，使心脉通、气血平、神志安、阴阳和而病愈。通过对方药进行分析可知，翁老处方药物多由益气药、活血药、温阳药和利水药等组成。

益气药。翁老善用参类，且强调量少味多以避药物之性偏，以四参汤（人参、北沙参、丹参、苦参）为主，其益气养阴、活血化瘀之效佳，尤其适合伴有心律失常者。人参首选生晒参，因其补元之力佳，可与"补气诸药之最"的黄芪相配以补五脏之虚；病之重者，可用红参加强温补心肾阳气之功。北沙参甘苦，微寒，味淡质轻，入脾胃滋阴，又有益气之功，能补能走。一味丹参功同四物，主破宿血，补生新血，可补心定志、安神宁心。苦参可散心腹气结、破癥瘕积聚。

活血药。以冠心病3号方（丹参、赤芍、红花、川芎、郁金）为主。方中丹参主破血、生血；赤芍主通顺血脉、缓中、散恶血，兼去水气，利膀胱及大、小肠；红花辛，温，入心、肝二经，通利血脉，破血、和血、调血；川芎辛，温，芳香走窜，为血中气药，走而不守，上行头颠，下达血海，外彻皮毛，旁通四肢；郁金行气解郁、凉血破瘀。瘀重者，可加三棱、莪术以加强活血破血之力。

温阳药。以高良姜、荜茇、干姜、桂枝、肉桂等为主。高良姜祛寒湿、温脾胃；荜茇大辛，大热，味类胡椒，入胃与大肠，与高良姜为对药；干姜辛，热，温阳化饮、回阳通脉；桂枝发汗解肌、温通经脉；肉桂引火归原、补火助阳。

利水药。以茯苓、葶苈子、玉米须、大腹皮、车前草、淡竹叶等为主。茯苓主胸膈逆气，利小便；葶苈子泻肺平喘、利水消肿，其性沉降下行，归肺与膀胱二经；玉米须利水消肿、祛湿退黄；大腹皮性轻浮，散无形之滞气，为"宽中利气之捷药"；车前草清胃热、利水消肿；淡竹叶清心除烦，兼利小便。诸药合用，利水渗湿使水邪从小便而去，同时又可制约温药之燥。

扩张型心肌病并发的心衰属于心血管疾病中的重症，病死率高，此外，本病常伴见瓣膜反流，严重者需行瓣膜置换术，病至后期则需心脏移植，给病人带来重大的身心负担和经济压力。部分扩张型心肌病病人具有家族遗传倾向，使得本病病机更为复杂，目前西医尚无根治性治疗措施，需早诊断、早治疗，以减少并发症，提高病人生活质量和生存率。中医学历史悠久，形成了辨证论治、整体观念等独特的理论体系，在防治疾病方面积累了丰富的临床经验，中医药在减轻病人心衰症状、减少心脏反流等方面具有独特优势，能够弥补西医治疗的不足。本病具有易反复、难根治的特点，为避免病情反复，延缓疾病发展，不论是中医治疗，还是西医治疗，均需强调长期有效的病情管理，以提高病人生活质量、延长病人寿命为根本目标。

（李金宝）

益气活血通络法治疗急性心肌梗死后慢性心衰

一、医案举隅

姚某，男，58 岁。2016 年 2 月 18 日就诊。

主诉： 胸闷、胸痛半年。

现病史： 病人于 2015 年 8 月 29 日晚吹空调后出现心前区窒闷感伴心慌，自服 6 粒速效救心丸后症状略有改善。8 月 30 日，仍觉胸闷不舒，胸骨后压榨感，牵引肩背酸痛持续不能缓解，乏力明显，无食欲，大便 3 日未行，病人坚持不就医。8 月 31 日，病人胸骨后及剑突下剧烈疼痛（病人描述为"如同刀子瞬间插进去"），不敢移动，大汗淋漓，伴肩背放射痛，胸闷喘息，遂至北京某医院急诊科就诊，以"胸痛 36 小时"被收入院。

入院查心电图（ECG）提示：Ⅱ、Ⅲ、aVF ST 段抬高 0.1 ~ 0.2 mV，V3R ~ V6R ST 段抬高 0.05 ~ 0.1 mV，Ⅰ、aVL、V2 ~ V5 ST 段压低 0.1 ~ 0.2 mV，诊断为急性 ST 段抬高型心肌梗死（下壁、后壁、右室）。

冠脉造影（见图 12）提示：左主干狭窄 20% ~ 30%，末端分叉处偏心斑块浸润，血流通畅。前降支近端狭窄 70% ~ 80%，LAD 弥漫性小血管病变严重扭曲（成角大于 90°），严重钙化；前降支中段狭窄 80% ~ 90%，角度小于 70°。Medina（0，1，1）型病变中段钙化，第一对角支狭窄 50%，前降支远端狭窄 50%，回旋支远段狭窄 99%、小血管病变。右冠中段狭窄 50% ~ 60%、长度大于 20 mm，右冠远段狭窄 100%，闭塞后的不可见节段 3 边支小于 1.5 mm 血栓。

医院予介入治疗：右冠远段狭窄 100%，术前 TIMI 0 级，球囊扩张 Sprinter 1.5 mm × 15 mm，16 atm 7 次后仍狭窄 100%，术后 TIMI 0 级，介入治疗失败。医院建议病人于外科行旁路移植手术，但病人拒绝。

行冠脉造影当晚，病人出现咳嗽气短、喘憋不能平卧，查 BNP 1900 pg/ml，超声心动图提示 EF 45%，考虑为急性左心衰，予呋塞米

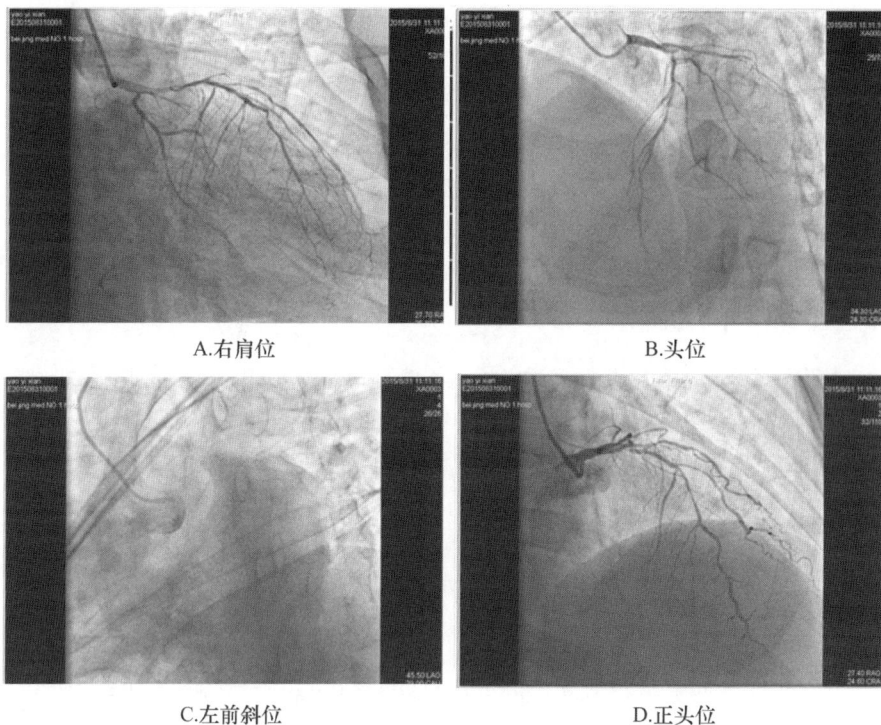

A.右肩位　　　　　　　　　　　　　　　B.头位

C.左前斜位　　　　　　　　　　　　　　D.正头位

图 12　病人姚某冠脉造影截图（2015 年 8 月 31 日）

利尿、硝酸异山梨酯注射液改善心肌供血及多索茶碱解痉平喘后症状减轻，此后病情逐渐好转，复查超声心动图提示 EF 47.1%，于 2015 年 9 月 14 日出院。

出院后口服阿司匹林肠溶片 100 mg（qd）和氯吡格雷 75 mg（qd）双联抗血小板聚集，阿托伐他汀钙 40 mg（qn）降脂稳斑强化治疗，福辛普利钠 5 mg（qd）降血压兼抑制心室重塑，酒石酸美托洛尔缓释片 23.75 mg（qd）控制心室率、减少心肌耗氧，螺内酯 20 mg（qd）及托拉塞米胶囊 10 mg（qd）利尿、减轻容量负荷，单硝酸异山梨酯缓释片 60 mg（qd）改善心肌供血，盐酸曲美他嗪 20 mg（tid）调整心肌代谢，尼可地尔 5 mg（tid）扩张冠脉、增加冠脉微血管血流量。

既往高血压、高脂血症、腰椎间盘突出病史。病人刚出院时仍有气短乏力，慢走 500 m 即觉胸闷憋气，无法承担家务劳动。2015 年 10 月 8 日于北京某医院复查超声心动图提示：EF 48.5%，左房扩大，节段性室壁运动异常（下壁、后壁、侧壁），左室 EF 减低，二尖瓣、三尖瓣轻度反流。2015 年 11 月 25 日查超声心动图提示：EF 54%，左房、左室高限，左室壁节段性运动异常，左室整体收缩功能正常，二尖瓣少量反流。

初诊： 易疲劳，活动耐力下降，可慢走 1000 步，但快走即觉胸闷憋气，无胸痛，休息可缓解，在家拖地过程中需要休息 3 次。纳可，口干，腰腿疼痛麻木，入睡难、梦多，双下肢略水肿，二便调。舌暗红，苔薄，脉弦。

西医诊断： 冠心病（稳定型心绞痛），心功能 II 级；高脂血症；高血压 2 级（极高危）。

中医诊断： 胸痹，心水。

辨证： 气虚血瘀，水停。

治法： 益气活血通络，兼以利水养阴。

处方：

刺五加 10 g	生黄芪 15 g	黄 精 10 g	人参片 10 g（另煎）
丹 参 15 g	川 芎 12 g	红 花 12 g	赤 芍 12 g
郁 金 12 g	三 棱 10 g	莪 术 10 g	延胡索 12 g
地肤子 15 g	麦 冬 10 g	五味子 10 g	玉 竹 15 g
车前草 15 g	路路通 15 g	狗 脊 15 g	葶苈子 12 g（包煎）

14 剂，日 1 剂，水煎服。

本方以益气活血为主，兼顾利水养阴。方中生黄芪甘温益气，黄精甘平，补脾润肺、益肾填精，人参大补元气、生津止渴，"气为血之帅"，三药合用以鼓舞推动血液运行。其中黄精有增强心肌收缩力而不影响心率、增加冠脉血流量、提高耐缺氧能力的作用。人参合麦冬、五味子为生脉饮，对于心衰病人，翁老在应用生脉饮时经常合用玉竹，玉竹甘寒，养阴润燥、生津止渴，在一定程度上可减轻利尿剂对阴液的损伤。病人冠脉分支病变合并微血管病变，血瘀程度较重，在冠心 3 号方（丹参、川芎、红花、赤芍、郁金）基础上加用三棱与莪术破血行气、延胡索活血理气止痛，增强活血力度，改善心肌供血。葶苈子、车前草、地肤子三药合用利水消肿，缓解下肢水肿。此外，病人腰腿疼痛麻木，故活血通络不忘补肝肾、强腰膝，药用刺五加、路路通与狗脊。刺五加既可益气活血，又能祛风湿、补肝肾、强筋骨；路路通祛风湿、舒筋络、通经脉，用于关节痹痛、麻木拘挛，"能通十二经络"；狗脊主肾虚腰痛脊强，以及足膝软弱无力。

二诊（2016 年 3 月 10 日）：病人易疲劳较前改善，可慢走 1000 步，快走仍觉胸闷憋气，无胸痛，休息可缓解，在家拖地过程中需要休息 2～3 次，走 1000 步以上则觉左腿麻木无力、发空。纳可，口干稍减，入睡难、梦多，双下肢无明显水肿，二便调。已停用阿司匹林肠溶片、螺内酯、托拉塞米胶囊、盐酸曲美他嗪、尼可地尔，仅口服氯吡格雷 75 mg（qd）抗血小板聚集、福辛普利钠 5 mg（qd）降血压兼抑制心室重塑、酒石酸美托洛尔缓释片 23.75 mg（qd）控制心室率及减少心肌耗氧、单硝酸异山梨酯缓释片 60 mg（qd）改善心肌供血，阿托伐他汀钙改为 20 mg（qn）降脂稳斑维持治疗。舌暗红，苔白，脉弦。

处方：

三　棱 10 g	生黄芪 15 g	黄　精 10 g	人参片 10 g（另煎）
莪　术 10 g	地　龙 12 g	地肤子 15 g	三七粉 3 g（冲服）
丹　参 15 g	川　芎 12 g	赤　芍 15 g	红　花 12 g
郁　金 15 g	延胡索 12 g	五味子 10 g	玉　竹 15 g
路路通 15 g	续　断 12 g	狗　脊 15 g	葶苈子 12 g（包煎）
茯　苓 15 g	枸杞子 15 g	灵芝粉 6 g（冲服）	

14 剂，日 1 剂，水煎服。

病人活动耐力较前有所提升，但活动后觉左腿麻木无力，考虑气虚血瘀、经脉不通，继以益气活血为法，并增强补益肝肾、活血通经之力。方中加用三七粉益气补血化瘀、补中寓通；地龙活血通络除痹，虫蚁搜剔，为活血药中峻烈之品，其所含蚓激酶具有溶栓、溶解纤维蛋白、抗凝、促进血流通畅的作用；病人口干减轻，减麦冬，保留玉竹养阴润燥、生津止渴；在补益肝肾方面，减刺五加，加续断、枸杞子滋补肝肾、添精益髓，其中续断有"补肝，强筋骨，定经络，止经中（筋骨）酸痛""生新血，破瘀血"（《滇南本草》）之效，而枸杞子能"久服坚筋骨"（《神农本草经》）；病人水肿基本消退，减车前草，改用利水之力更为和缓的茯苓，并取其宁心安神之效；病人眠差，加灵芝粉，灵芝粉甘、平，归心、肺、肝、肾经，主治虚劳、咳嗽、气喘、失眠等，药理研究表明其具有镇静安眠、抗神经衰弱作用，还可有效地扩张冠脉，增加冠脉血流量，改善心肌微循环，增强心肌氧和能量的供给。

三诊（2016年4月14日）：病人快走仍觉胸闷憋气，无胸痛，休息可缓解，在家拖地过程中仍需要休息2～3次。左腿受凉后觉麻木，腰痛，纳可，口干，入睡难、梦多，劳累后双下肢轻度水肿，二便调。舌暗红，苔黄腻，脉弦。

处方：

太子参 12 g	刺五加 12 g	生黄芪 15 g	三七粉 3 g（冲服）
地肤子 15 g	荷 叶 15 g	路路通 15 g	三 棱 10 g
莪 术 10 g	地 龙 12 g	丹 参 15 g	川 芎 12 g
红 花 12 g	赤 芍 15 g	郁 金 15 g	鸡血藤 15 g
延胡索 12 g	五味子 10 g	玉 竹 15 g	葶苈子 12 g（包煎）
茯 苓 15 g	玉米须 15 g	狗 脊 15 g	怀牛膝 15 g
枸杞子 15 g			

14剂，日1剂，水煎服。

病人症状缓解，舌苔黄腻提示湿热渐重，去人参改用太子参以免人参助热之弊，并加用刺五加，取其益气活血、安神之效。太子参药性平和，益气生津，《中国药用植物志》载其含太子参多糖及人体必需的多种氨基酸、微量元素，常用于脾胃虚弱、倦怠乏力、食欲不振、干咳少痰、病后体虚、盗汗等，研究证实其可以提高免疫功能、改善心功能；刺五加味辛、微苦，性微温，研究证明其具有良好的抗疲劳作用，能明显提高耐缺氧能力、增强持久力，久服轻身耐劳。病人腰痛、左腿受凉后发麻，去黄精、灵芝粉和续断，加怀牛膝补肝肾、强筋骨，鸡血藤补血活血、流利经脉。病人血脂偏高，加荷叶15 g，在一定程度上起到降脂的作用。病人双下肢轻度水肿，加玉米须利水渗湿消肿，该药性平，甘淡渗泄，来源于粮食，较为安全，常与其他利水药交替使用。

四诊（2016年4月28日）：病人乏力明显改善，无心绞痛发作，快走仍觉胸闷憋气，在家拖地过程中需要休息2次。腰痛及左腿麻木缓解。纳可，口干，睡眠有所改善但仍梦多，双下肢无明显水肿，二便调。舌暗红，苔薄黄，脉弦。

处方：

太子参 12 g	刺五加 12 g	生黄芪 15 g	三七粉 3 g（冲服）
三　棱 10 g	莪　术 10 g	丹　参 15 g	川　芎 12 g
红　花 12 g	赤　芍 15 g	郁　金 15 g	川牛膝 15 g
车前草 15 g	五味子 10 g	玉　竹 15 g	枸杞子 15 g
路路通 15 g	地肤子 15 g	荷　叶 15 g	淡竹叶 12 g

14 剂，日 1 剂，水煎服。

病人腰痛及左腿麻木改善，减益肾通络之狗脊、鸡血藤和地龙，将怀牛膝改为川牛膝，用此一味兼顾活血通经、补肝肾、强筋骨三种功效；病人 2 个月来无胸痛发作，去理气止痛之延胡索；其舌暗红，苔薄黄，腻苔已退，双下肢已无水肿，热重于湿，减葶苈子、茯苓、玉米须利水渗湿，改为车前草、淡竹叶清热除烦、导热下行。

五诊（2016 年 5 月 12 日）：病人每日打八段锦，可走 1800 步左右，遛狗半个小时，快走仍觉胸闷憋气，在家拖地过程中需要休息 1～2 次。时感腰腿酸痛，纳可，口干减轻，眠欠安、梦多，双下肢无水肿，二便调。舌暗红，苔薄，脉弦。

处方：

生黄芪 15 g	太子参 12 g	刺五加 10 g	三七粉 3 g（冲服）
三　棱 10 g	莪　术 10 g	地肤子 15 g	荷　叶 15 g
淡竹叶 15 g	地　龙 12 g	玉　竹 15 g	五味子 10 g
玉米须 15 g	丹　参 15 g	川　芎 12 g	红　花 12 g
赤　芍 12 g	郁　金 12 g	鸡血藤 15 g	川牛膝 15 g
路路通 15 g	枸杞子 15 g		

14 剂，日 1 剂，水煎服。

病人活动耐力较前明显改善，处方仍以益气活血为法。方中加性寒之地龙、性温之鸡血藤，一寒一温，平调药性，合川牛膝共奏活血通络之效；病人热象不明显，减甘寒之车前草，改用甘平之玉米须利水祛湿。

六诊（2016 年 5 月 26 日）：病人精神可，体力改善，快走仍觉胸闷。时感腰酸，双腿疼痛麻木不明显但自觉腿发沉。纳可，眠欠安，双下肢无水肿，二便调。舌暗红，苔黄腻，脉弦。

处方：

生黄芪 15 g	太子参 12 g	刺五加 10 g	三七粉 3 g（冲服）
三棱 10 g	莪术 10 g	地肤子 15 g	荷叶 15 g
淡竹叶 15 g	枸杞子 20 g	玉竹 15 g	五味子 10 g
玉米须 15 g	丹参 15 g	川芎 12 g	红花 12 g
赤芍 12 g	郁金 12 g	茯苓 15 g	土茯苓 15 g
地龙 12 g			

14 剂，日 1 剂，水煎服。

处方基本沿用上方。病人湿热渐显，减川牛膝、鸡血藤、路路通，加土茯苓利湿去热，入络搜剔湿热之蕴毒而利关节。加茯苓宁心安神、利湿而不伤正。将枸杞子加量至 20 g，壮精益神、延年益寿。枸杞子，《本草纲目》记载其甘平而润，性滋补，能补肾、润肺、生精、益气，乃平补之药。肾为先天之本、人身之根，是生命的原动力，"诸脏之所以能维持正常生理功能持久不衰者，皆赖肾之还精以补充，犹如灯之能恒久，光明不熄者，必须经常添油以续焰，故衰老病死亦由于肾脏蛰藏之精因涸竭不能还精，补充所耗之虚"（《赵锡武医疗经验·略谈脉迟》）。病人老年男性，病程日久，消耗肾精，原动力不足，故补肾尤为重要。

七诊（2016 年 6 月 12 日）：病人已坚持服药 4 个月，精神可，体力明显改善，除快走时尚有胸闷，余无明显不适，每日打八段锦。纳可，近日时有腹胀，大便略溏，小便调，眠安。舌红，苔薄黄，脉弦。

处方：

生黄芪 15 g	太子参 15 g	刺五加 10 g	三七粉 3 g（冲服）
淡竹叶 15 g	荷叶 15 g	地肤子 15 g	地龙 15 g
五味子 10 g	车前草 10 g	土茯苓 15 g	三棱 10 g
莪术 10 g	丹参 20 g	川芎 15 g	赤芍 15 g
红花 15 g	郁金 15 g	炒白术 12 g	

14 剂，日 1 剂，水煎服。

病人体力明显改善，无心绞痛发作，时有腹胀，大便略溏，考虑脾虚。方中将太子参增至 15 g，加大益气之力，减甘寒之玉竹、滋腻之枸杞子，加炒白术 12 g 健脾燥湿，去茯苓、玉米须，换用车前草 10 g 以利水湿、分清浊。同时在三棱、莪术破血逐瘀的基础上，增加冠心 3 号方中丹参、川芎的用量活血化瘀，加大地龙用量活血通经，以期抓住治疗关键靶点，进一步巩固活血通络之成果，强化活血通络之效力。

自八诊（2016 年 6 月 26 日）**至十诊**（2016 年 8 月 11 日）：病人精神佳，双下肢无力、麻木及沉重感均减轻，体力明显改善，每日晨练可走 2400 步左右，可连续行走半小时，可上六层楼。纳可，入睡难，双下肢无水肿。舌暗红，苔薄黄，脉弦。

处方仍以益气活血为法。病人已无腹胀、便溏，减炒白术，并将太子参减至 12 g；适逢夏日，人多感于暑湿，减车前草、土茯苓，加广藿香 12 g、佩兰 12 g、薄荷 3 g 清暑利湿；入睡难，予合欢皮 15 g 解郁安神；并加鸡血藤 15 g、路路通 15 g 增强活血通络之力。

十一诊（2016 年 8 月 25 日）：病人近 1 周右肩背疼痛，呈针刺样，部位固定。精神可，体力尚可，但走上坡路或快走时仍有气喘。纳可，眠可，二便调。舌暗红、边有齿痕，苔薄黄，脉弦细。

处方：

广藿香 12 g	佩 兰 12 g	荷 叶 15 g	地 龙 15 g
地肤子 15 g	生黄芪 15 g	太子参 12 g	三七粉 3 g（冲服）
刺五加 10 g	黄 精 12 g	三 棱 10 g	莪 术 10 g
路路通 15 g	丹 参 15 g	当 归 12 g	鸡血藤 15 g
赤 芍 12 g	郁 金 12 g	苏 木 12 g	枸杞子 20 g

30 剂，日 1 剂，水煎服。

病人舌暗红、边有齿痕，苔薄黄，脉弦细，气血不足之象渐显，减清利之品淡竹叶、薄荷，加黄精 12 g 补诸虚、填精髓。病人右肩背疼痛，部位固定，呈刺痛，减川芎，改用味甘而重、气轻而辛之当归补血活血、通补兼施，减红花改用苏木活血祛瘀通经，杨树千教授在《中药学简编》中提出：红花为花，轻灵摇曳，祛散在性瘀血；苏木为树枝，木质坚实，祛固定性瘀血。病人睡眠改善，去五味子、合欢皮。因其活动后气喘，故在益气通络的同时加用枸杞子补肝肾、益精气、滋养下元。

十二诊（2016 年 9 月 22 日）：病人右肩背疼痛减轻但有酸乏感，体力尚可，快走时仍有气喘。纳可，眠可，二便调。舌暗红，苔薄黄，脉弦细。9 月 19 日复查超声心动图提示：EF 59%，左房、左室高限，左室壁节段性运动异常，左室整体收缩功能正常，二尖瓣少量反流，少量心包积液。

处方：

太子参 12 g	刺五加 10 g	黄　精 15 g	三七粉 3 g（冲服）
生黄芪 15 g	麦　冬 10 g	五味子 6 g	玉　竹 15 g
玉米须 20 g	地　龙 12 g	桂　枝 12 g	高良姜 10 g
车前草 15 g	丹　参 15 g	川　芎 12 g	红　花 12 g
赤　芍 12 g	郁　金 12 g	当　归 12 g	路路通 15 g
枸杞子 20 g			

30 剂，日 1 剂，水煎服。

病人复查超声心动图提示左室 EF 明显升高，但存在少量心包积液，且天已入秋、气候转凉，在用药上减广藿香、佩兰等清暑利湿之品，加桂枝行里达表、温通一身阳气，高良姜温通鼓舞心、胃阳气，二药既可助活血药物使血脉流畅，亦可助利水药物使气化水行。病人存在心包积液，减清利湿热之地肤子，加利水渗湿之玉米须、车前草，并加用麦冬、五味子、玉竹防阴液耗伤。病人右肩背酸乏，考虑破血通经药物久用必耗气伤血，故减三棱、莪术、苏木、鸡血藤，在保留丹参、当归、赤芍、郁金及路路通的基础上，改用川芎、红花暂缓活血力度。因病人眠中有梦，故加五味子滋肾宁心安神。

十三诊（2016 年 10 月 20 日）：病人无心绞痛发作，但快走觉气喘。右肩背酸痛位置固定，按揉后缓解，疼痛较前减轻。纳可，梦多，二便调。舌暗红，苔黄腻，脉弦。中药继以益气温阳、活血利水为法。

处方：减三七粉、麦冬，将玉米须改为茯苓 15 g 以利水之余兼顾宁心安神，余同上，继服 30 剂。

十四诊（2016 年 11 月 20 日）：病人近日易疲劳，双下肢无力。快走时自觉憋闷，无心前区疼痛，间断出现右肩背酸痛、按揉可缓解，每日晨练可走 7000 步左右。纳可，大便日 2 次、不成形，梦多。舌红，苔少，脉弦。

处方：

黄　精 15 g	枸杞子 15 g	生黄芪 15 g	三七粉 3 g（冲服）
刺五加 10 g	五味子 10 g	玉　竹 15 g	人参片 10 g（另煎）
高良姜 10 g	桂　枝 12 g	地　龙 15 g	当　归 15 g
丹　参 20 g	川　芎 12 g	延胡索 12 g	红　花 12 g
赤　芍 15 g	三　棱 10 g	莪　术 10 g	焦山楂 15 g

30 剂，日 1 剂，水煎服。

冬季伊始，气候渐冷，万物萧索，病人憋闷加重，易疲劳，后背酸痛，多梦，考虑心阳亏虚，寒凝血瘀。"气为阳之始，阳为气之渐"，故方中将太子参改为人参大补元气、补脾益肺，合高良姜、桂枝温通心胃阳气、鼓舞推动血脉运行，同时去性凉之品车前草及郁金，此皆因血遇寒则凝、得温则行。加三七粉益气补血、化瘀止痛，加延胡索活血行气止痛，加三棱、莪术破血行气以通壅滞，共奏温阳活血通络之效。长期应用利水之品，易消耗病人肾气，故去路路通、茯苓。此外，张景岳曾言"善补阳者，必于阴中求阳，则阳得阴助而生化无穷"，方中保留玉竹滋肺胃之阴、保留枸杞子滋肝肾之阴及五味子补肾生津宁心，以寓阴阳互根互生之理。病人大便不成形，加焦山楂消食化积、行气散瘀。

十五诊（2016 年 12 月 25 日）：病人服上方 1 个月后疲倦乏力明显好转，双下肢有力，诉在家拖地过程中已无须休息，每日可慢走 13000 步左右。快走时仍有憋气，后背酸痛明显改善。纳可，多梦，大便日 2 次、不成形。舌红，苔少，脉弦。

处方：效不更方，仅将焦山楂改为炒神曲 15 g 健脾和胃、消食化积，余无变动，继服 30 剂。

十六诊（2017 年 1 月 26 日）：病人体力明显改善，仅快走时略感憋气，右侧肩背无明显酸痛。近日受风后咳嗽咯痰，痰白、夹杂泡沫。室温偏高即觉胸闷、胸部隐痛。眠差，大便偏干。舌暗红，苔薄黄，脉弦。2017 年 1 月 17 日复查超声心动图提示：EF 54%，左房稍大，左室高限，左室壁节段性运动异常，左室整体收缩功能正常，二尖瓣少量反流，少量心包积液。

处方：

太子参 15 g	黄　精 15 g	炙黄芪 12 g	三七粉 3 g（冲服）
防　风 10 g	炒白术 12 g	合欢皮 20 g	五味子 10 g
酸枣仁 15 g	生　地 20 g	火麻仁 20 g	三　棱 10 g
莪　术 10 g	延胡索 12 g	高良姜 10 g	丹　参 15 g
红　花 12 g	赤　芍 15 g	川　芎 12 g	郁　金 15 g

14 剂，日 1 剂，水煎服。

病人体力已明显改善，诸症减轻，将人参改回太子参。其受风后咳嗽咯痰，痰中夹有泡沫，去枸杞子、玉竹，将生黄芪改为炙黄芪加强健脾，合防风、炒白术为玉屏风散益气固表以防外感。病人眠差，加合欢皮解郁安神、酸枣仁养血宁心安神。大便干，减炒神曲，加生地、火麻仁润肠通便。室温偏高时病人觉胸中窒闷，减辛热之桂枝、辛温之当归，加清心解郁、行气活血之郁金。病人双下肢已无疼痛麻木、活动尚可，减补肝肾、强筋骨之刺五加及通络除痹之地龙。

第十七诊（2017 年 2 月 26 日）：病人精神佳，体力可，每日晨练可绕颐和园散步 1 圈，约 10000 步，但快走仍有憋气，活动后时感腿麻。易上火，呃逆，纳可，大便调，眠安。舌暗红，苔薄黄，脉弦。

处方：

五味子 10 g	生黄芪 15 g	刺五加 10 g	三七粉 3 g（冲服）
枸杞子 15 g	玉　竹 15 g	地肤子 15 g	人参片 10 g（另煎）
地　龙 15 g	丹　参 15 g	川　芎 12 g	红　花 12 g
鸡血藤 15 g	当　归 12 g	延胡索 12 g	三　棱 10 g
莪　术 10 g	炒神曲 12 g	鸡内金 12 g	陈　皮 10 g

30 剂，日 1 剂，水煎服。

病人诸症减轻，服上方后易上火，故方中减辛热之高良姜、滋腻之黄精，将补中壅气之炙黄芪改为生黄芪，又将太子参改为人参大补元气以巩固疗效，并加地肤子清热泻火，加玉竹、枸杞子养阴润燥。病人劳累后时觉腿麻，加补肝肾、强筋骨之刺五加，以及补血活血之当归、活血通络之地龙和鸡血藤，减辛凉之郁金和酸寒之赤芍。病人大便顺畅，减生地、火麻仁。病人有呃逆，加炒神曲、鸡内金、陈皮理气消食和胃。因病人已无气虚外感，故去防风、白术。病人睡眠可、心神安，去合欢皮、酸枣仁。

第十八诊（2017 年 3 月 30 日）：病人精神佳，体力可，每日晨练可绕颐和园散步 1 圈，约 10000 步，快走偶感憋气。已无呃逆，纳可，大便调，自觉小便黄、略频，眠安。舌暗红，苔薄黄，脉弦。

处方：

五味子 10 g	生黄芪 15 g	刺五加 10 g	三七粉 3 g（冲服）
枸杞子 15 g	玉竹 15 g	地肤子 15 g	人参片 10 g（另煎）
地 龙 15 g	丹 参 15 g	川 芎 12 g	红 花 12 g
鸡血藤 15 g	当 归 12 g	三 棱 10 g	莪 术 10 g
炒神曲 12 g	鸡内金 12 g	车前草 15 g	关黄柏 12 g

共 30 剂，日 1 剂，水煎服。

病人无心绞痛发作，纳可、无呃逆，故减理气和胃之陈皮及理气活血止痛之延胡索。病人自觉尿黄、尿频，自述患有前列腺增生，加关黄柏、车前草清利下焦湿热。

第十九诊（2017 年 5 月 4 日）：病人精神佳，体力可，每日晨练可绕颐和园散步 1 圈，约 10000 步，快走偶感憋气。已无呃逆，纳可，二便调，眠安。舌暗红，苔薄黄，脉弦。

处方：因我院药房已无人参，故改用红参 5 g（另煎）以巩固益气之效。病人无呃逆、胃胀及尿频尿黄，减炒神曲、鸡内金、车前草及关黄柏，余不变，继服 30 剂。

自第二十诊（2017 年 6 月 8 日）**至第二十一诊**（2017 年 9 月 7日）：病人 3 个多月来病情稳定，精神清爽，每日坚持晨练绕颐和园散步 1 圈，除快走仍感憋气外，余无明显不适。纳可，眠安，无反酸及腹胀，大便调。舌暗红，苔黄、微腻，脉弦。2017 年 6 月 29 日病人至北京某院复诊，查超声心动图示：EF 57%，左房、左室高限，左室壁节段性运动异常，左室整体收缩功能正常，二尖瓣少量反流。同时，因病人血压波动在（90～100）／（55～59）mmHg，该院医生建议停用福辛普利钠，且病人血脂维持在低水平，故将阿托伐他汀钙改为 20 mg（qn）。目前病人口服氯吡格雷 75 mg（qd）抗血小板聚集，酒石酸美托洛尔缓释片 23.75 mg（qd）控制心室率、减少心肌耗氧。

中医处方思路仍为益气活血，兼顾养阴。病人病情稳定，将红参改为太子参 12 g 补气益脾、养阴生津，加北沙参 12 g 养阴清肺、益胃生津。翁老用药强调气阴并重，因阴津为血液的重要组成成分，水津充沛，血液才能运行，津液不足则无以载血，血行滞涩，留而为瘀。同时兼顾夏季暑湿，加藿香、佩兰、薄荷。

病人坚持口服中药治疗近两年，其左室 EF（见图 13）及活动耐力（见图 14）均明显改善，具体变化如图所示。

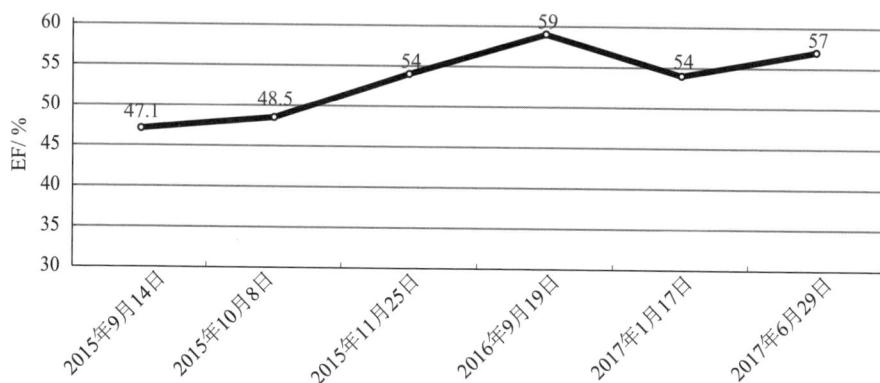

图 13　病人姚某左室射血分数（LVEF）动态变化

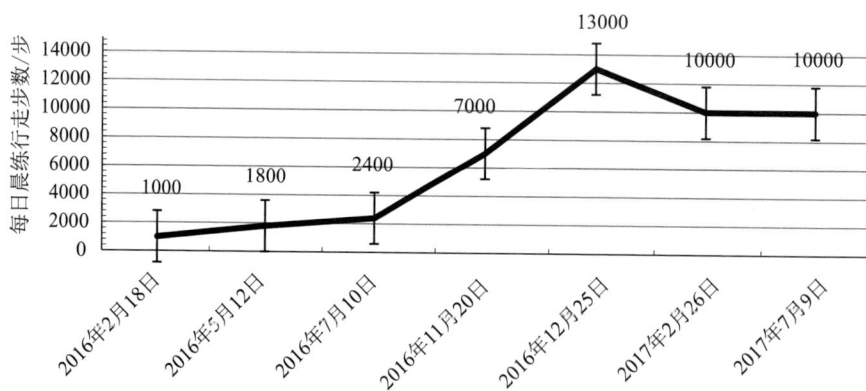

图 14　病人姚某活动耐力改善情况

二、医案分析

中医自古即有心衰之病名，始见于唐代孙思邈的《备急千金要方》，该书载"心衰则伏"。

心衰的基本中医病机特征为本虚标实、虚实夹杂。本虚以气虚为主，常兼有阴虚、阳虚；标实以血瘀为主，常兼有痰、饮等，每因外感、劳累加重。本虚是心衰的基本要素，决定了心衰的发展趋势；标实是心衰的变动因素，影响着心衰的病情变化。

心衰的三种基本辨证证型如下。

1. 气虚血瘀

主症：气短或喘息、乏力、心悸。

次症：倦怠懒言、活动易劳累，自汗，语声低微，面色或口唇紫暗。

舌脉：舌质紫暗（或有瘀点、瘀斑或舌下脉络迂曲青紫），舌体不胖不瘦，苔白，脉沉、细或虚弱无力。

2. 气阴两虚兼血瘀

主症：气短或喘息、乏力、心悸。

次症：口渴或咽干，自汗或盗汗，手足心热，面色或口唇紫暗。

舌脉：舌质暗红或紫暗（或有瘀点、瘀斑或舌下脉络迂曲青紫），舌体瘦，少苔或无苔，或剥苔，或苔有裂纹，脉细数无力或结代。

3. 阳气亏虚兼血瘀

主症：气短或喘息、乏力、心悸。

次症：怕冷和（或）喜温，胃脘或腹或腰或肢体冷感，冷汗，面色或口唇紫暗。

舌脉：舌质紫暗（或有瘀点、瘀斑或舌下脉络迂曲青紫），舌体胖大，或有齿痕，脉细、沉、迟无力。

兼证：痰饮证。

症见：咳嗽或咯痰，胸满或腹胀，面浮肢肿，小便不利。

舌脉：舌苔润滑或腻，或有滑脉。

现代研究证明，心衰是一种进展性的病证，因各阶段病理机制的特点有所差别，治疗上有所侧重。心衰失代偿的急性加重期多表现为本虚不支，标实邪盛，甚至阴竭阳脱，常需住院治疗，不仅要积极固护气阴或气阳以治本，更需加强活血、利水、化痰、解表、清热以治标，必要时需急救回阳固脱。代偿阶段的慢性稳定期多表现为本虚明显，标实不甚，应以益气、养阴或温阳来固本调养，酌情兼以活血化瘀、化痰利水治标。翁老对慢性心衰的中医辨证治疗方案如图 15 所示。

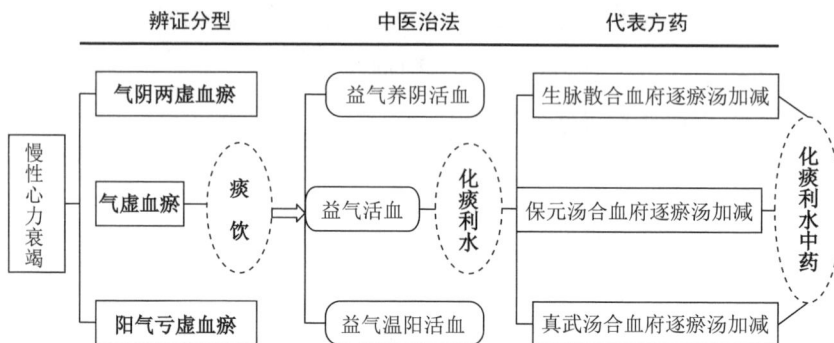

图 15　慢性心衰中医辨证治疗方案

　　本例病人为急性心肌梗死后心衰病人，心衰的预后主要取决于心肌供血的改善，治疗以活血化瘀通络贯穿始终，以益气活血为主思路，温阳活血、利水活血、理气活血、养阴活血、补肾活血，随证变化。用药亦有不同侧重，灵活应变，终于缓图中建奇功。对于病人姚某，翁老门诊处方用药情况如图 16 所示，处方中主要药物与 EF 的关系如图 17 所示。

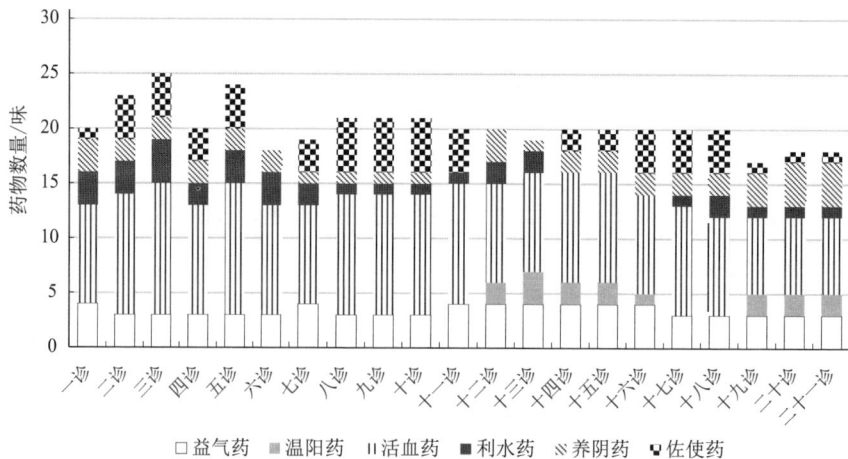

□ 益气药　　■ 温阳药　　∥ 活血药　　■ 利水药　　◎ 养阴药　　▼ 佐使药

图 16　病人姚某门诊处方用药情况

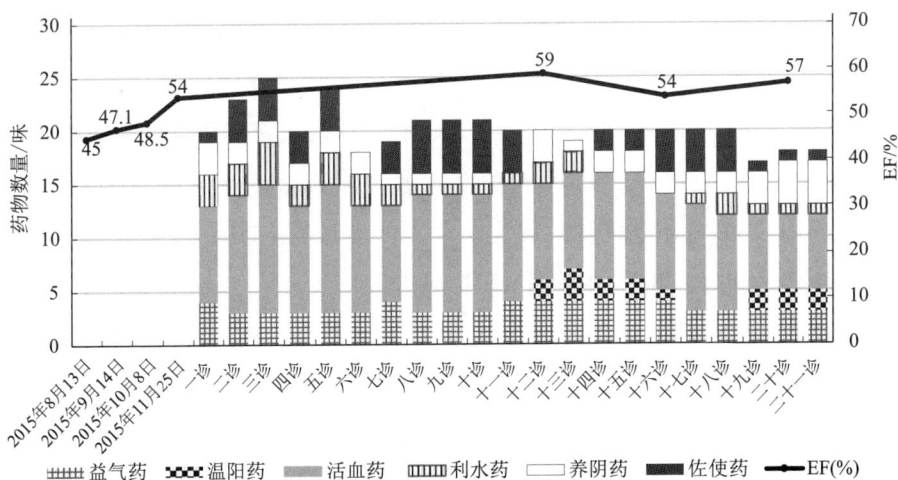

图17 处方中主要药物与 EF 的关系

冠脉微循环障碍类似中医心络瘀阻，临床上取大补元气、强效益气之人参或生晒参，在振奋鼓舞血脉运行、顾护机体正气的基础上，协同和血、活血及破血类药物，使活血破血、通经搜剔之品达于病所，发挥改善微循环从而营养心肌的作用。整个治疗过程，益心气、养心阴、温心阳、安心神诸法并用，井然有序。通过中药综合作用，使病人的血脂维持在达标状态（降脂药物已减量）。

（刘梦阳）

温阳活血复脉法治疗缓慢性心律失常

一、医案举隅

费某，女，60 岁。2015 年 5 月 17 日就诊。

主诉：反复头晕半年余，黑矇时发。

现病史：2013 年病人在上海某医院查冠脉 CTA 示前降支近段少许非钙化斑块伴管腔轻度狭窄、前降支中段心肌桥。2014 年 5 月 19 日于上海某医院做动态心电图，结果示：窦性心律，平均心率 49 次/分，窦性心律不齐，房性早搏（时成对出现），短阵性窦性心动过速，阵发性一度房室传导阻滞，窦性停搏（最长停搏时间为 2005 毫秒），最慢心率 37 次/分，最快心率 78 次/分，停搏大于 2 秒次数为 0 次。自述 2014 年 10 月，突发头晕 1 次。2015 年 1 月跑步后出现阵发性头晕。2015 年 4 月 22 号上班过程中，出现阵发性头晕，自觉脉搏有停跳现象。2015 年 5 月 10 号在健身房跑步后突发头晕，伴有黑矇。2015 年 5 月 11 号赴上海某医院诊疗，2015 年 5 月 11 日动态心电图示：窦性心律，平均心率 50 次/分，窦性心律不齐，房性早搏（时成对出现），短阵性房性心动过速，窦性停搏（最长停搏时间为 4372 毫秒），最慢心率 23 次/分，最快心率 89 次/分，停搏大于 2 秒次数为 20 次。2015 年 5 月 16 号超声心动图示：二尖瓣、三尖瓣轻度反流，左室收缩功能正常，EF 71%。医生建议安装心脏起搏器。

初诊： 头晕频发，时有黑矇。平素自测心率约 50 次/分。纳可，眠可，小便调，大便稀，无口干。舌暗红，苔白，脉弦缓。

既往史： 2004 年发现患高血压。

西医诊断： 病态窦房结综合征。

中医诊断： 头晕。

辨证： 阳虚血瘀。

治法： 理气温阳，活血复脉。

处方：

太子参 10 g	北沙参 12 g	五味子 10 g	延胡索 12 g
黄　连 10 g	高良姜 6 g	荜　茇 6 g	肉　桂 10 g
细　辛 3 g	蜜麻黄 3 g	桂　枝 12 g	赤　芍 12 g
陈　皮 10 g	佛　手 12 g	炒白术 12 g	鸡内金 12 g

30 剂，日 1 剂，水煎，分 2 次服。

二诊（2015 年 6 月 14 日）：服药 1 个月。近 1 个月来头晕发作次数减少（共 3 次），持续时间短，呈一过性，无黑矇。纳可，眠可，二便调。舌暗红，苔黄厚、少津，脉左弦缓、右沉缓。2015 年 6 月 10 日于上海某医院行动态心电图，结果示：平均心率 49 次/分，最大 RR 间期 3277 毫秒，最慢心率 32 次/分，最快心率 81 次/分，停搏大于 2100 毫秒 126 次；心动过缓（小于 45 次/分）有 40972 次，占总心搏数的

58%，房性早搏（时呈二联律，时成对出现），房性早搏伴心室内差异性传导，短阵性房性心动过速，偶见多源性室性早搏（时呈插入性），阵发性一度房室传导阻滞，第二通道 ST 段动态变化（ST 段时呈水平型压低 0.5 mm）。

处方：

生黄芪 12 g	五味子 10 g	延胡索 15 g	薄 荷 3 g（后下）
黄 连 10 g	广藿香 12 g	佩 兰 12 g	高良姜 6 g
荜 茇 6 g	肉 桂 10 g	细 辛 3 g	蜜麻黄 3 g
桂 枝 12 g	赤 芍 12 g	陈 皮 10 g	炒神曲 15 g
炒白术 12 g	荷 叶 12 g		

60 剂，日 1 剂，水煎，分 2 次服。

三诊（2015 年 7 月 30 日）：药后 1 个半月，头晕基本消失，有头胀，无心慌、心悸，无明显怕冷怕热。纳可，眠可，大便调。舌暗红，苔黄腻，脉缓。2015 年 7 月 23 日于上海某医院查动态心电图提示：窦房传导阻滞（莫氏 2 型），房性早搏，短阵性房性心动过速，平均心率 57 次/分，最慢心率 40 次/分，最快 104 次/分，停搏大于 1880 毫秒 4 次，最大 RR 间期 2405 毫秒，无室性心律异常，室上性心动过速 5 次，最长 127 次/分。2015 年 7 月 23 日动态心电图示：停搏大于 1.8 秒 4 次，心动过缓（小于 45 次/分）有 7392 次，占总心搏数的 9%。

处方：

生黄芪 15 g	五味子 10 g	延胡索 12 g	薄 荷 3 g（后下）
黄 连 10 g	广藿香 12 g	佩 兰 12 g	高良姜 10 g
荜 茇 10 g	肉 桂 10 g	细 辛 3 g	蜜麻黄 3 g
桂 枝 12 g	赤 芍 12 g	陈 皮 10 g	炒神曲 15 g
炒白术 12 g	川 芎 10 g		

45 剂，日 1 剂，水煎，分 2 次服。

四诊（2015 年 9 月 17 日）：药后 6 周，头晕症状好转，人多或环境喧闹时偶有出现胸闷、头晕，无心慌感。纳可，眠可，二便调。舌暗红，苔黄腻，脉细缓。仍继续工作。2015 年 9 月 11 日于上海某医院查动态心电图示：平均心率 57 次/分，最慢心率 40 次/分，最快心率 94

次/分，房性早搏（时成对出现），短阵性房性心动过速，第二通道ST－T变化，阵发性一度房室传导阻滞，无心脏停搏大于2秒，心动过缓（小于45次/分）有3338次，占总心搏数的4%。超声心动图示：主动脉瓣反流，二尖瓣、三尖瓣轻度反流，EF 69%。

处方：

生黄芪 15 g	北沙参 10 g	五味子 10 g	延胡索 12 g
黄　连 10 g	高良姜 10 g	荜　茇 10 g	肉　桂 10 g
细　辛 3 g	蜜麻黄 3 g	桂　枝 12 g	赤　芍 12 g
陈　皮 10 g	炒神曲 15 g	炒白术 12 g	川　芎 10 g
刺五加 10 g	佛　手 10 g		

45剂，日1剂，水煎，分2次服。

五诊（2015年11月1日）：现有时喉部发堵，平素无明显胸闷心慌，活动量大、走快后仍有心悸。纳可，眠可，二便调。舌紫红，苔黄厚，脉弦缓。2015年10月27日动态心电图示：窦性心律，平均心率59次/分，最慢心率42次/分，最快心率100次/分，房性早搏有时成对出现，短阵性房性心动过速，偶见室性早搏，第二通道ST段水平型压低0.5 mm。

处方：

生黄芪 15 g	北沙参 10 g	五味子 10 g	延胡索 15 g
黄　连 12 g	高良姜 10 g	荜　茇 10 g	肉　桂 10 g
细　辛 3 g	蜜麻黄 2 g	桂　枝 12 g	赤　芍 12 g
陈　皮 10 g	炒神曲 15 g	炒白术 12 g	川　芎 10 g
刺五加 10 g	煅瓦楞子 15 g（先煎）		

60剂，日1剂，水煎，分2次服。

六诊（2015年12月31日）：偶有胸闷憋气，走路急时会走偏。动态心电图示：平均心率53次/分，最慢心率42次/分，最快心率102次/分，较上次动态心电图无明显变化。纳可，眠可，二便调，无明显怕冷。舌暗红，苔黄厚腻，脉缓。因当地无刺五加，用香加皮替代，服用45剂，2015年12月24日动态心电图示：窦性心律，平均心率59次/分，阵发性一度房室传导阻滞，房性早搏（时成对出现），短阵性房性心动过速，ST－T 动态变化（第二、三通道），室上性异位心搏总数354 次。

处方：

生黄芪 15 g	北沙参 12 g	五味子 10 g	延胡索 15 g
黄　连 10 g	高良姜 10 g	荜　茇 10 g	炒神曲 12 g
鸡内金 12 g	肉　桂 10 g	细　辛 3 g	蜜麻黄 2 g
桂　枝 12 g	赤　芍 15 g	刺五加 10 g	炒白术 12 g
川　芎 10 g	陈　皮 10 g		

60 剂，日 1 剂，水煎，分 2 次服。

七诊（2016 年 2 月 18 日）：2015 年 2 月 3 日动态心电图提示平均心率 62 次/分，最慢心率 39 次/分，最快心率 120 次/分，房性早搏，短阵性房性心动过速，偶见多源性室性早搏。纳可，眠可，大便调。舌暗红，苔黄腻，脉弦缓。

处方：

生黄芪 12 g	北沙参 10 g	五味子 6 g	延胡索 15 g
黄　连 10 g	高良姜 10 g	荜　茇 10 g	炒神曲 12 g
生山楂 10 g	肉　桂 10 g	细　辛 3 g	蜜麻黄 3 g
桂　枝 10 g	赤　芍 12 g	刺五加 6 g	炒白术 12 g
川　芎 10 g	陈　皮 12 g	合欢皮 12 g	

60 剂，日 1 剂，水煎，分 2 次服。

八诊（2016 年 4 月 14 日）：动态心电图提示最慢心率 43 次/分，最快心率 104 次/分，平均心率 61 次/分，分析总数 85251 次。自患病以来，动态心电图第一次属正常心电图。偶有头晕，血压尚可，舌暗红，苔黄腻，脉弦缓。

处方：

生黄芪 15 g	北沙参 10 g	五味子 6 g	延胡索 15 g
黄　连 10 g	高良姜 10 g	荜　茇 6 g	肉　桂 6 g
细　辛 3 g	蜜麻黄 3 g	桂　枝 10 g	赤　芍 12 g
生山楂 12 g	陈　皮 12 g	合欢皮 15 g	焦三仙各 12 g
炒白术 10 g			

60剂，日1剂，水煎，分2次服。

九诊（2016年6月19日）：2016年6月15日动态心电图提示：最慢心率45次/分，最快心率110次/分，阵发性一度房室传导阻滞，房性早搏，偶见室性早搏。偶有头晕，头晕发作与体位改变明显相关。纳食可，二便调，眠可。舌红，苔黄腻，脉弦。

处方：

太子参 12 g	生黄芪 15 g	北沙参 10 g	五味子 6 g
延胡索 15 g	黄 连 10 g	高良姜 10 g	荜 茇 6 g
肉 桂 6 g	蜜麻黄 3 g	桂 枝 10 g	淡竹叶 12 g
荷 叶 12 g	陈 皮 12 g	炒白术 12 g	生薏苡仁 15 g

60剂，日1剂，水煎，分2次服。

十诊（2016年8月21日）：2016年7月23日动态心电图示：停搏大于1.8秒4次，心动过缓（小于45次/分）有7392次，占总心搏数的9%，最慢心率40次/分，最快心率104次/分，停搏大于1880毫秒4次，最大RR间期3277毫秒。8月17日动态心电图示：最慢心率44次/分，最快心率89次/分，平均心率58次/分。工作较忙时睡眠差，平时纳可，眠可，大便调。舌暗红，苔黄厚，脉弦缓。

处方：

广藿香 12 g	佩 兰 12 g	太子参 10 g	生黄芪 12 g
北沙参 10 g	五味子 6 g	延胡索 15 g	黄 连 10 g
高良姜 10 g	肉 桂 6 g	蜜麻黄 3 g	桂 枝 10 g
炒白术 12 g	陈 皮 10 g	合欢皮 15 g	麸炒薏苡仁 15 g
荜 茇 6 g			

60剂，日1剂，水煎，分2次服。

十一诊（2016年10月23日）：纳食可，二便调，舌暗红，苔白，脉弦。2016年10月18日动态心电图示：总心搏数83953次，最慢心率41次/分，最快心率96次/分，平均心率61次/分，室上性异位搏动454次。2016年9月11日上海某医院动态心电图示：平均心率57次/分，最慢心率40次/分，最快心率94次/分，房性早搏（时成对出现），短阵性房性心动过速，第二通道ST－T变化，阵发性一度房室传导阻滞，无心脏停搏大于 2 s，心动过缓（小于 45 次/分）有 3338 次，占总心搏数的 4%。

处方：

太子参 12 g	刺五加 10 g	生黄芪 15 g	黄　精 12 g
延胡索 15 g	五味子 10 g	黄　连 10 g	郁　金 12 g
姜　黄 12 g	陈　皮 12 g	肉　桂 10 g	高良姜 10 g
萆　薢 10 g	蜜麻黄 3 g	桂　枝 12 g	炒白术 12 g
赤　芍 12 g	丹　参 12 g		

60 剂，日 1 剂，水煎，分 2 次服。

十二诊（2016 年 12 月 18 日）：体位变化时头晕明显，气短，右下肢间断出现麻木。舌苔黄，舌质暗红，脉沉细缓。2016 年 12 月 14 日动态心电图示：最慢心率 39 次/分，最快心率 128 次/分，平均心率 61 次/分，总心搏数 84828 次，最长停搏 1740 毫秒，阵发性一度房室传导阻滞。

处方：

太子参 12 g	刺五加 20 g	生黄芪 15 g	黄　精 15 g
延胡索 15 g	五味子 10 g	黄　连 10 g	郁　金 15 g
姜　黄 10 g	陈　皮 10 g	肉　桂 10 g	高良姜 10 g
萆　薢 12 g	蜜麻黄 6 g	桂　枝 15 g	炒白术 12 g
赤　芍 15 g	丹　参 12 g		

60 剂，日 1 剂，水煎，分 2 次服。

十三诊（2017 年 2 月 26 日）：体位变化时头晕明显，气短，眠一般，偶有入睡困难。舌暗红，苔黄，脉沉细缓。2017 年 2 月 20 日动态心电图示：最慢心率 44 次/分，最快心率 102 次/分，平均心率 61 次/分，总心搏数 86616 次，房性早搏，ST - T 段改变，最长停搏 1900 毫秒。

处方：

太子参 10 g	北沙参 12 g	玄　参 10 g	苦　参 10 g
丹　参 12 g	生黄芪 12 g	延胡索 15 g	五味子 10 g
黄　连 10 g	郁　金 12 g	陈　皮 10 g	高良姜 10 g

荜 茇 10 g	蜜麻黄 4 g	桂 枝 12 g	炒白术 12 g
赤 芍 12 g	煅瓦楞子 15 g（先煎）		

180 剂，日 1 剂，水煎，分 2 次服。

十四诊（2017 年 8 月 20 日）：颈部转动时头晕明显，活动时偶有气短，偶有胸闷，眠一般，偶有入睡困难，纳食可。舌淡，苔白腻，脉沉细缓。2017 年 5 月 12 日动态心电图示：最慢心率 50 次/分，最快心率 98 次/分，平均心率 64 次/分，总心搏数 89854 次，心动过缓有 2929 次，占总心搏数的 3%，窦性心律不齐，阵发性一度房室传导阻滞，房性早搏（时呈二联律、三联律，时成对出现），短阵性房性心动过速。2017 年 8 月 14 日动态心电图示：最慢心率 39 次/分，最快心率 90 次/分，平均心率 57 次/分，总心搏数 80837 次，窦性心律不齐，一度房室传导阻滞，房性早搏，短阵性房性心动过速，房性心动过速伴心室内差异性传导。

处方：

广藿香 12 g	佩 兰 12 g	淡竹叶 12 g	薄 荷 3 g（后下）
生黄芪 15 g	五味子 10 g	延胡索 12 g	黄 连 10 g
细 辛 3 g	高良姜 12 g	蜜麻黄 3 g	荜 茇 10 g
桂 枝 12 g	干 姜 6 g	炒白术 12 g	陈 皮 12 g
赤 芍 12 g	煅瓦楞子 15 g（先煎）		

30 剂，日 1 剂，水煎，分 2 次服。

二、医案分析

1. 病情分析

病人就诊时最慢心率 23 次/分，最长 RR 间期 4372 毫秒，黑矇时发，在运动及上班时曾出现一过性黑矇致站立不稳，疲倦乏力症状明显。辨证为阳虚血瘀，以温阳、益气、活血为治法，治疗目的为提高最慢心率、缩短心脏停搏时间、改善黑矇、头晕症状。在长达两年多的治疗中，病人最慢心率多维持在 40 次/分以上。具体监测情况如图 18 所示。

2. 中医用药特点分析

在治疗过程中，翁老多以温阳活血药物为主，这与疾病的中医辨证相符合，处方用药主要包括温阳药、理气活血药、益气药、佐使药四大类，分析如图19。

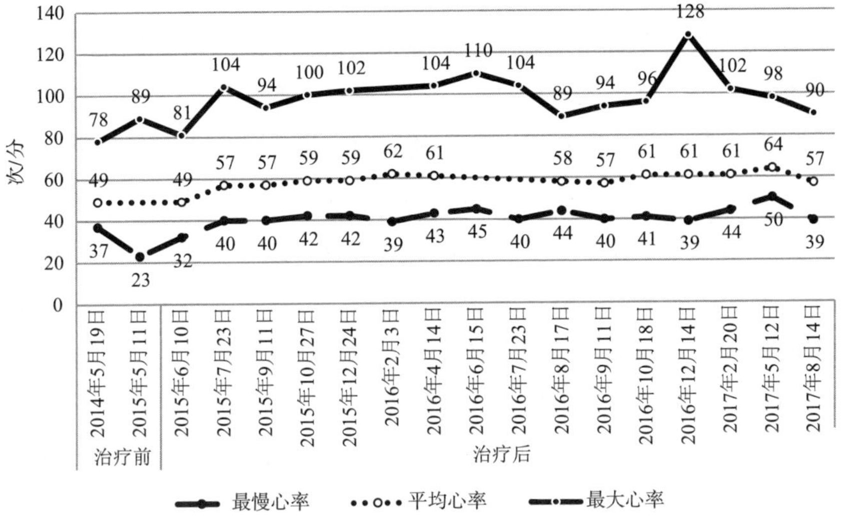

图 18 病人费某心率监测情况

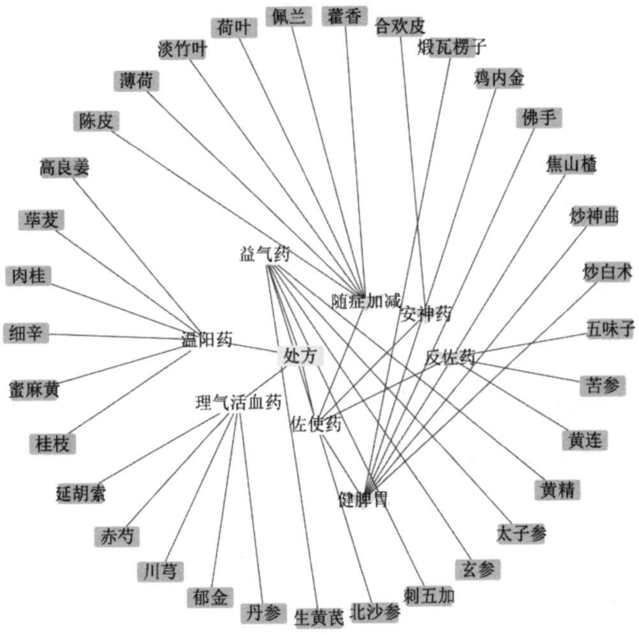

图 19 病人费某处方用药分析

温阳药主要包括高良姜、荜茇、蜜麻黄、肉桂、桂枝、细辛等。以麻黄附子细辛汤为基础方，对素体阳虚、心阳不足无以推动心气者尤佳。在临证中，病人多为久病，治疗亦当长期进行，故翁老在药物的选择上强调药物的安全性，避免使用附子等有毒药材，而以高良姜、荜茇等药性温和的无毒药材代之。

理气活血药主要包括延胡索、赤芍、郁金、丹参等。病人的辨证为阳虚血瘀，阳虚日久无以推动心之泵血功能，日久留滞为瘀，故阳虚为本，血瘀为标，治疗上在温煦心阳的同时，亦当注重理气活血药物的使用，以求标本同治。其中延胡索、郁金为翁老活血化瘀的常用对药，对气滞血瘀者疗效甚佳，一味丹参，功同四物，赤芍偏入血分。此四味药协同，共司活血化瘀之效，兼具理气之效，以求气血两治，其瘀自消。

益气药主要包括生黄芪、太子参、北沙参、刺五加、黄精等。本病阳虚为本，阳虚日久，其气必伤，故在温阳之时亦当强调益气药物的使用。益气者，参类为佳，然诸药各有偏性，长久入药者必当避免药性之偏，翁老益气善用参，强调量少类多以避药性之偏，故选用太子参、北沙参等药性平和之物。此外，刺五加补气之力不亚于参，故常代参使用，而黄芪补气之力佳，黄精补气之时亦重滋阴。如此用药可达缓缓图之之目的。

佐使药主要包括反佐药（黄连、苦参）、健脾药（炒白术、焦山楂、鸡内金、煅瓦楞子等）、安神药（合欢皮）及其他随症加减药的使用等。其中，反佐药物的使用意在佐制温阳药的温热之性，健脾药可固护后天之本，安神药强调双心同调。

（1）药物疗效分析。

1）麻黄。

由于初诊时病人最慢心率仅有23次/分，故开始用药时翁老即加入蜜麻黄3 g，以求提高最慢心率，重用温阳药物，以温脾肾之阳，鼓动心气心阳。治疗1个月后，病人最慢心率提升至40次/分，平均心率提升至57次/分。在以后的心率监测中，最慢心率多维持在40次/分以上，据此判断温阳益气活血治疗有效。麻黄用量与病人心率变化监测情况如图20。

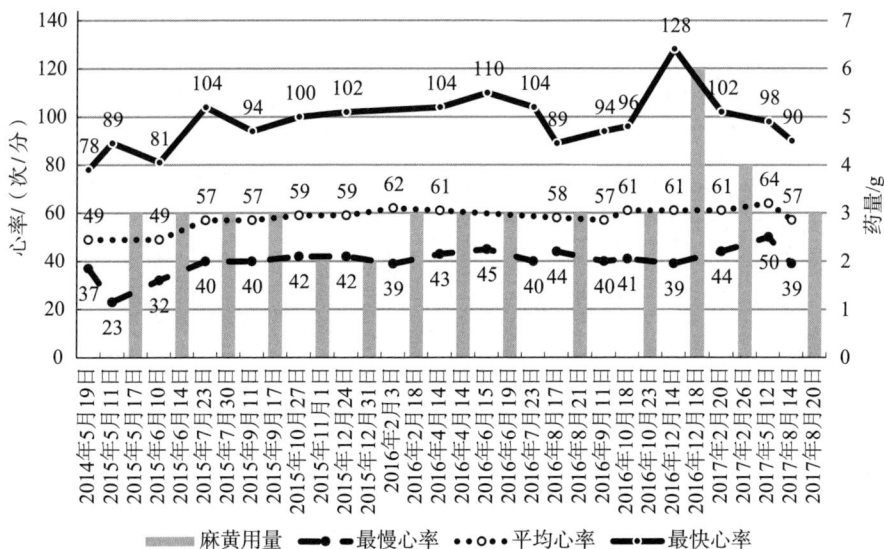

图20　病人费某麻黄用量与心率变化情况

　　自2015年5月至2017年8月，病人从每月复诊一次，改为每3个月到半年复诊一次。在两年多的治疗过程中，病人最慢心率有所波动，但均未再下降至23次/分。治疗过程中，曾增加麻黄用量以求进一步加快心率，但效果欠佳，动态心电图提示该病人最慢心率的提升与麻黄用量无明显相关性，但病人的最快心率受麻黄用量影响明显，建议在今后的临床诊疗中可逐步缩减麻黄用量。

　　2）温阳药。

　　值得注意的是，在使用减少温阳药物数量的处方后，病人心率下降明显，提示该病人阳虚的病机显著，元阳不足为其发病的根本原因，不可轻易减少如肉桂、干姜等温阳药物的使用。由于该病人的诉求是长期中医调理，在今后的诊疗过程中，应在稳定病情的前提下，逐步减少药物用量，抓住适合该病人的核心处方，改为粉剂，以提高用药的便捷度。处方药物用量与心率变化关系具体如图21所示。

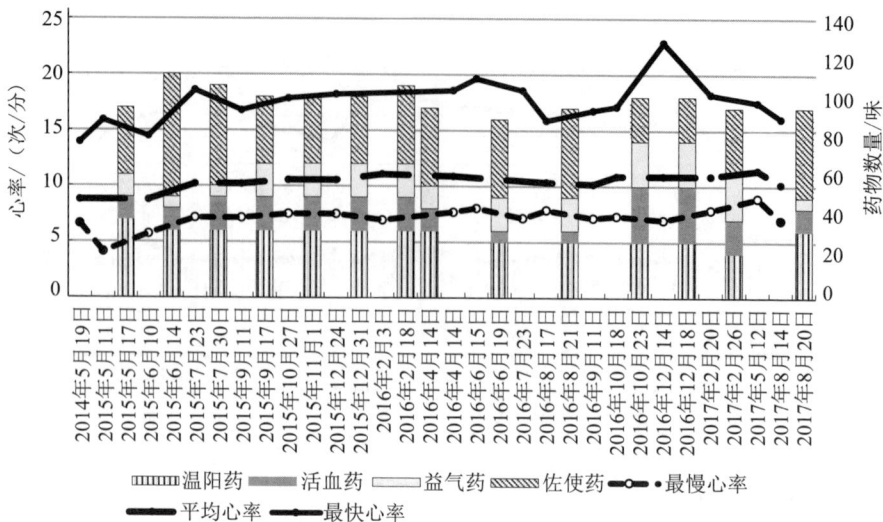

注：①温阳药：高良姜、荜茇、蜜麻黄、肉桂、干姜、桂枝、细辛。②活血药：延胡索、赤芍、郁金、丹参。③益气药：生黄芪、太子参、北沙参、刺五加、黄精。④佐使药：除上述三类药物之外的其他药物。

图21　处方药物用量与心率变化动态图

按：郭士魁先生是"活血化瘀法"在心血管领域应用与研究的先行者，他将王清任气血辨证及论治的活血化瘀思想与八纲辨证思想相结合，使活血化瘀理论更好地用于临床。郭老认为大凡气味芳香、味辛性温之品，多善于走窜，芳香开窍药均入于手少阴心经。《素问·调经论》指出："血气者，喜温而恶寒，寒则泣不能流，温则消而去之。"温通法对于心阳不足、寒凝血脉之心痛彻背、背痛彻心、四肢厥冷者，颇为相宜。郭老翻阅古今大量文献，详细分析了《金匮要略》中的九痛丸和乌头赤石脂丸以及《备急千金要方》中的细辛散、五辛汤，这些方药共同的功效就是芳香温通，于是，郭老从大量的芳香温通方剂中选取了苏合香丸用于临床。苏合香丸最早被用于心绞痛病人的治疗，其作用稳定持久，副作用小。临床上郭老在观察苏合香丸缓解胸痹有效的基础上，根据同样的原则，选用了来自民间的、具有芳香温通作用的"哭来笑去散"。郭老在这个方子的基础上稍加化裁，制成了宽胸丸（荜茇、细辛、檀香、冰片、延胡索、高良姜），最初将其用于冠心病的治疗，后将其运用于心动过缓的治疗，为温阳活血治疗缓慢性心律失常奠定了基础。针对心率较慢的病人，郭老在临床上多以宽胸丸和麻黄附子细辛汤进行治疗，有一定的临床疗效。

翁老从郭士魁先生，从事活血化瘀研究60年，提出"百病多瘀""心病多瘀"的理论，对于起搏功能异常所造成的缓慢性心律失常，善用活血化瘀法治疗，并在郭老芳香温通法的基础上进行处方优化。鉴于缓慢性心律失常病人需长期服药的治疗特点，翁老在临床用药中尽量避免有毒药材的使用，而对于蜜麻黄这类存在依赖性风险的药物，亦根据个体特点探索其最低有效剂量，中病即止。为了避免附子、细辛等药物减量带来的疗效变化，翁老加用肉桂、干姜等温阳之品，同时重用理气活血药物，达到补阳气、通郁滞的治疗目的。翁老归纳总结了治疗病窦综合征、房室传导阻滞等缓慢性心律失常的温阳、理气、活血之法，明确了中医药在缓慢性心律失常治疗中的积极作用，为缓慢性心律失常的临床治疗提供了可替代的策略。

（张菀桐）

理气解郁、活血化瘀法治疗大动脉炎

医案举隅

扫码看名师讲解

王某，女，51岁。2013年2月21日就诊。

主诉：乏力44年余，间断心前区疼痛10余年。

现病史：1995年行血管造影检查，提示双侧锁骨下动脉狭窄、降主动脉狭窄80%。2012年5月查抗中性粒细胞胞浆抗体（ANCA）阴性，抗核抗体谱（ANA）阴性，C反应蛋白（CRP）0.47 mg/L，血沉（ESR）7 mm/h。抗心磷脂抗体阴性。肝、肾功能正常。2001年行降主

动脉支架置入术。2008 年诊断为 2 型糖尿病。2011 年因胸痛行冠脉造影，提示左主干阻塞 95%，遂行冠脉旁路移植术。

继往史：有慢性鼻窦炎病史。

初诊（2013 年 2 月 21 日）：病人 7 岁时因乏力在当地医院诊断为大动脉炎，后出现双手桡动脉处无脉搏。曾用激素等治疗（具体治疗方案不详），未再接受其他治疗。现胸痛时作，以心前区为重。左肩部疼痛，左侧后背痛。易外感，纳可，寐差，易醒，入睡困难，二便调。舌红，苔薄黄，无脉。

辨病辨证分析：正气不足，六淫杂至，血脉凝涩，脉络闭阻，而致脉痹。病人幼年发病，乃先天不足，气血亏虚，腠理空疏，更易遭受风寒湿热之邪。外邪侵袭，久恋不去，耗气伤阴，气虚则推动无力，血行迟缓；血虚则经脉空虚，脉道失充。日久可致血脉瘀阻，出现躯体疼痛、无脉等症状。心主血脉，血脉痹阻日久，内舍于心，可出现胸背疼痛。病程较久，瘀久化热，则见寐差易醒、舌红、苔黄之象。

西医诊断：大动脉炎。

中医诊断：脉痹。

辨证：血脉瘀阻，郁热伤阴。

治法：活血通脉，清热养阴。

处方：

北沙参 12 g	丹　参 15 g	川　芎 12 g	红　花 12 g
郁　金 12 g	川牛膝 12 g	地　龙 15 g	路路通 15 g
络石藤 15 g	薏苡仁 15 g	黄　连 10 g	黄　芩 15 g
菊　花 12 g	五味子 6 g	炒枣仁 15 g	穿山龙 15 g
百　合 15 g	延胡索 5 g		

30 剂，日 1 剂，水煎服。

二诊（2013 年 3 月 21 日）：心绞痛发作程度及次数均减。劳累后夜间偶有心前区疼痛，活动后心悸。左肩部夜间疼痛，影响睡眠。畏寒、手足冷，寐差，夜尿频，大便调，纳可。舌淡红，苔黄腻，无脉。病人诸症略改善，但心绞痛仍于劳累、活动后发作明显。处方去地龙、薏苡仁、百合、延胡索、菊花，加生黄芪、土茯苓、苦参。生黄芪益气养心，土茯苓清热利湿。现代药理研究表明苦参可治疗心律失常。

处方：

生黄芪 15 g	北沙参 12 g	苦 参 12 g	络石藤 15 g
川牛膝 15 g	丹 参 15 g	川 芎 12 g	红 花 12 g
郁 金 12 g	黄 连 12 g	黄 芩 12 g	土茯苓 15 g
穿山龙 15 g	路路通 15 g	五味子 10 g	炒枣仁 20 g

30 剂，日 1 剂，水煎服。

三诊（2013 年 4 月 19 日）：病人现心前区疼痛及左肩部疼痛均有减轻。易心烦、生气，夜间睡眠 5～6 小时，较前睡眠时间及质量均有所改善，纳可，二便调。舌淡红，苔黄腻，双手脉搏可触及（弦细）。上方去苦参、川牛膝、土茯苓、路路通、炒枣仁，加柴胡疏肝解郁除烦，加党参、三棱、莪术、延胡索以增强益气活血之功效。

处方：

生黄芪 15 g	北沙参 12 g	党 参 12 g	丹 参 15 g
川 芎 12 g	延胡索 12 g	三 棱 10 g	莪 术 10 g
红 花 12 g	郁 金 12 g	黄 连 10 g	黄 芩 12 g
穿山龙 15 g	络石藤 15 g	五味子 10 g	柴 胡 10 g

30 剂，日 1 剂，水煎服。

四诊（2013 年 5 月 23 日）：病人服药 1 个月后自觉精神好转，活动量增加，体力增加，但时有憋气。舌暗红，苔黄腻，脉弦。复查心电图提示 ST 段改善。超声心动图示：左心房增大，二尖瓣关闭不全，三尖瓣反流。病人正气得复，气虚所致诸症明显改善，改以理气活血为主。

处方：

柴 胡 10 g	郁 金 12 g	香 附 10 g	赤 芍 10 g
白 芍 10 g	茯 苓 15 g	佛 手 12 g	法半夏 12 g
白 术 12 g	丹 参 15 g	川 芎 12 g	红 花 12 g
生黄芪 12 g	黄 芩 12 g		

30 剂，日 1 剂，水煎服。

之后病人每 1～2 个月复诊 1 次，坚持服用中药汤剂。至 2014 年 12

月 27 日复诊时，已 2 个月无心前区疼痛发作，活动后偶有胸闷、心悸。继续给予中药汤剂口服以益气养阴、理气活血。

按：大动脉炎也称无脉症，指主动脉及其分支的慢性进行性非特异性炎症引起的血管不同部位的狭窄或闭塞。临床上按病变部位分为五种类型：头臂动脉型（主动脉弓综合征）、胸腹主动脉型、主-肾动脉型、混合型和肺动脉型。少数病人的病变累及冠脉。本病多见于青壮年女性，发病高峰年龄在 15～30 岁。大动脉炎在中医学上无相似病名记载，据其临床表现，多认为其属中医学"脉痹""血痹""眩晕"等范畴。翁老认为，本病为先天气血不足，外感寒湿之邪壅塞脉络，寒凝血瘀而致，外邪郁久，化热灼阴，加重血脉瘀阻。本病的病机在于血脉瘀滞，治疗应以活血化瘀为主。

本案病人属大动脉炎，发病日久，疾病迁延，治疗以益气活血、化瘀通脉为法。用药常以丹参、川芎、红花、赤芍、川牛膝等活血通络。病久瘀滞明显者，以地龙、三棱、莪术等破血逐瘀，但应中病即止，以防攻伐正气。以生黄芪、党参、白术、薏苡仁、砂仁、佛手等健运中焦，调畅一身之气机，行气以活血。病久邪郁，可致郁热内生，故加用柴胡、郁金、黄连、黄芩、黄柏、苦参等以清泻三焦郁热。唐容川言"凡有所瘀，莫不壅塞气道，阻滞生机，久则变为骨蒸、干血、痨瘵"，可见瘀血久停则易伤阴，故翁老在治疗时常选用黄精、生地、沙参等养阴药与活血化瘀药并举。方中选用穿山龙、土茯苓不仅取其除痹通络之力，又借其免疫调节之现代药理作用。诸药合用，益气养阴、理气活血、解郁通脉，获得佳效。

（刘燊仡）

平肝疏肝、活血化瘀法治疗大动脉炎

医案举隅

肖某，女，23 岁。1985 年 11 月 2 日就诊。

主诉： 发现无脉 4 年。

现病史： 病人于 1981 年 9 月发现左侧无脉。1983 年 11 月，当地医院诊断其为多发性大动脉炎、肾动脉狭窄。1983 年 11 月行动脉造影提示多发性大动脉炎、双肾动脉狭窄。1984 年 1 月行左肾切除术，术后血压持续偏低。

初诊： 现时有头痛，心悸，左上肢无力，舌暗红，苔薄白，左手无脉、右脉细。

辨病辨证分析： 病人平素性情急躁，郁怒伤肝，肝郁气滞，血行迟缓，瘀阻经脉，致气郁血瘀之脉痹；肝气疏泄不及，四末血少，脉络空虚，则见肢体无力；肝郁化火，上扰清窍，则见头痛；气滞血瘀，心脉失养，则见心悸；气滞血瘀，血脉闭阻，则见无脉或脉细。

西医诊断： 多发性大动脉炎。

中医诊断： 无脉症。

辨证： 瘀血阻络。

治法： 活血通络。

处方：

当　归 12 g	川　芎 15 g	伸筋草 15 g	穿山龙 15 g
络石藤 20 g	路路通 12 g	川牛膝 12 g	生　地 15 g
赤　芍 15 g	菊　花 15 g	葛　根 15 g	钩　藤 15 g（后下）

日 1 剂，水煎服。

二诊（2005 年 11 月 17 日）：病人以上方加减间断服用 3 年后，左手可触及脉搏，并顺利孕育产子。之后间断服药，病情稳定。今日因时有头晕、心悸症状再次来诊。寐差，舌暗红，苔白，脉左伏、右细。查颈部血管超声提示左侧颈总动脉内径狭窄。心电图提示 T 波高尖、室性期前收缩。近 3 年来血压（140～150）/（70～80）mmHg。本次病人以头晕为主症，伴见心悸、失眠、舌暗，治以平肝息风、活血通络，一方面缓解头晕诸症，另一方面坚持活血化瘀治疗以巩固疗效。

处方：

天 麻 12 g	黄 芩 15 g	茯 苓 15 g	钩 藤 12 g（后下）
秦 艽 12 g	夏枯草 12 g	地 龙 12 g	络石藤 15 g
丹 参 15 g	路路通 15 g	菊 花 12 g	杜 仲 12 g

日 1 剂，水煎服。

病人不方便服用汤药时，服散剂。

处方：

赤 芍 100 g	五味子 20 g	炒枣仁 100 g	红 花 40 g
郁 金 100 g	延胡索 100 g	黄 连 100 g	

共研细末，每日 4 次，每次 3 g。

三诊（2006 年 6 月 15 日）：室性期前收缩减少，头晕减轻。纳可，眠可，乏力不显，汗出，活动后多，口腔溃疡反复发作，咽痛。舌暗红，苔薄白，脉右滑、左细。病人诸症改善，仍以治疗无脉症为主，继以活血化瘀为法，加葛根滋阴生津治疗口腔溃疡、咽痛。

处方：

葛 根 15 g	丹 参 15 g	川 芎 12 g	络石藤 20 g
红 花 12 g	地 龙 12 g	白 薇 12 g	荷 叶 15 g
路路通 15 g	川牛膝 12 g	桃 仁 10 g	姜 黄 10 g
生黄芪 15 g	三七粉 3 g（冲服）		

日 1 剂，水煎服。

四诊（2011 年 8 月 11 日）：2010 年 11 月停经，之后右侧上肢测血压持续升高，左上肢血压低。现服用缬沙坦、酒石酸美托洛尔控制血压。就诊时测血压 160/70 mmHg（右），90/60 mmHg（左）。口腔溃疡易反复发作，寐差，烦躁，烘热汗出，便干，纳差。舌暗红，苔薄白，脉右弦、左伏。病人 49 岁，已绝经，出现烦躁、烘热汗出、失眠等围绝经期症状。"女子七七天癸绝"，肝肾阴虚，故处方立法以滋补肝肾、清心除烦为主。

处方：

玄　参 15g	柴　胡 10g	生　地 20g	丹　参 15g
赤　芍 10g	白　芍 10g	穿山龙 15g	黄　芩 15g
炒枣仁 20g	五味子 6g	红　花 12g	川牛膝 12g
天　麻 12g	墨旱莲 15g	黄　柏 12g	知　母 12g
女贞子 15g	白花蛇舌草 12g		

日1剂，水煎服。

> **按：** 该病人从23岁起，一直在翁老门诊就诊，期间经历孕育、停经，历时30余年。经治疗，病人受累血管减少，症状减轻，可正常工作，与常人无异。本案治疗的着重点在于活血化瘀通络，病情尚轻时，选用川芎、川牛膝、赤芍、丹参等，病程长、病势重时，则酌情加用桃仁、红花、地龙、三七粉等破血逐瘀之品。本案病人性情偏急躁，郁怒伤肝，日久肝郁气滞，从而加重瘀血痹阻之证，故方中配伍郁金、菊花、夏枯草、柴胡、钩藤、天麻等疏肝平肝、解郁清热之品。疾病活动期，配伍络石藤、白花蛇舌草以清热解毒、通络除痹；迁延期则以伸筋草、穿山龙、路路通等配伍，通行经脉、搜风除痹。就诊期间，病人一度病情反复（2005年11月），伴有室性期前收缩、失眠等症状，遂嘱其坚持服药以巩固药效，不方便口服汤剂时，以中药研末频服。散剂方中以五味子、炒枣仁、黄连养心清心安神，赤芍、郁金清热凉血解郁，红花通行血脉，延胡索理气和络，共奏疏肝解郁、活血通络之效，并且散剂方便病人服用。

（刘燊仡）

活血化瘀法治疗脱髓鞘疾病

医案举隅

高某，男，83岁。

主诉： 头晕，情绪低落，间断出现失语，拒绝与人交流，坐卧不安，站立不稳，肢体震颤进行性加重。以上症状持续2年余。

初诊： 病人情绪低落，不愿与人交流，基本为家属代述，头晕，站立不稳，烦躁易怒，肢体颤动，坐卧不安，嗜睡，间断出现胸闷，口干、口苦，喉间痰多。于北京某医院查头部CT示脑内多发缺血灶及缺血性脱髓鞘样改变。患高血压15年余。舌紫暗，苔根部黄腻，脉弦滑。

西医诊断： 脱髓鞘疾病，缺血性脑血管疾病。

中医诊断： 眩晕，郁证。

辨证： 肝阳上亢，风痰上扰，血瘀于脑。

治法： 祛瘀化痰，通络，平肝潜阳。

扫码看名师讲解

处方： 经验方"祛风活血汤+祛痰活血汤"加减。

柴 胡10 g	银柴胡12 g	天 麻12 g	青 蒿10 g（后下）
夏枯草12 g	葛 根15 g	路路通15 g	钩 藤12 g（后下）
丹 参15 g	川 芎12 g	红 花12 g	赤 芍12 g
郁 金15 g	法半夏10 g	茯 苓15 g	陈 皮12 g
远 志10 g	熟 地12 g	益智仁15 g	

60剂，日1剂，水煎服。

祛风活血汤，以丹参为君药，功能活血祛瘀止痛，凉血安神除烦。川芎、赤芍、红花为臣，三药合用可加强丹参活血化瘀之力，且丹参、赤芍性偏凉，红花、川芎性偏温，四药配伍，药性平和，无寒热之弊，通治一切血瘀之证。

方中天麻柔润，滋肝阴，钩藤甘寒，清肝热，两药配合，祛风平肝，通畅血脉，以助化瘀。葛根一药，清扬发散，行郁通脉，正如

《本草汇言》所言，"非若麻、桂、苏、防辛香温燥，发散而又有损中气之误也，非若藁本、羌活发散而又有耗营血之虞也"。

补肾祛痰活血方以陈皮、法半夏、茯苓、郁金、川芎、红花、丹参、熟地等为主方，临床适用于年老体衰致阴血亏虚，痰瘀内生之证。熟地补肾养阴，肾气足则五脏六腑得之温煦推动，气血津液得以化生并正常运行；陈皮、法半夏、红花则祛痰活血，郁金益气理气。

病人因抑郁、焦虑，故加用柴胡、银柴胡、青蒿、夏枯草疏肝解郁，加用远志、益智仁益智宁神。

全方共奏平肝潜阳、祛痰活血之效。

二诊： 服上方2个月余，病人抑郁状态有所缓解，可短时间与人交谈。肢体颤动症状减轻，可自行在家中活动，仍偶有坐卧不安，焦虑烦躁。眠差，入睡困难。本月血压控制欠佳，血压最高 160/90 mmHg。仍间断出现头痛、头晕，症状较前缓解，胸闷、胸痛症状消失，喉间痰多好转。舌暗红，苔黄，脉弦。

处方：

柴　胡 10 g	银柴胡 12 g	黄　芩 15 g	天　麻 12 g
络石藤 15 g	葛　根 15 g	生杜仲 15 g	钩　藤 12 g（后下）
丹　参 15 g	川　芎 12 g	红　花 12 g	赤　芍 12 g
郁　金 15 g	龙胆草 10 g	菊　花 15 g	陈　皮 12 g
蒺　藜 10 g			

60 剂，日 1 剂，水煎服。

本诊遵从肝阳上亢、痰瘀阻窍的基本病机，治疗以临床经验方清窍活血汤（菊花、夏枯草、桑叶、白薇、草决明、天麻、钩藤、葛根、丹参、川芎、郁金、红花、赤芍、杜仲、川牛膝）加减。运用天麻、葛根、柴胡、菊花等祛风解痉通络，选用丹参、川芎、红花、赤芍等活血化瘀，诸药合用以化瘀滞、畅血脉。

三诊： 服用上方2个月余，病人已无明显肢体震颤，可自行下楼活动，每天坚持运动半小时。情绪较前好转，偶有头晕、头痛。近3个月坐卧不安症状出现3次，较前频率减少。记忆力减退。舌暗红，苔白，脉弦。

处方：

柴 胡 10 g	黄 芩 15 g	天 麻 12 g	钩 藤 12 g（后下）
葛 根 15 g	生黄芪 15 g	黄 精 12 g	女贞子 12 g
枸杞子 15 g	菟丝子 12 g	巴戟天 15 g	丹 参 10 g
川 芎 12 g	红 花 12 g	赤 芍 12 g	郁 金 15 g
当 归 12 g	三七粉 3 g（冲服）		

90 剂，日 1 剂，水煎服。

至此诊病人已用药 3 个月余，病人肢体震颤症状好转，头晕、头痛缓解，仅偶有发生，但仍有记忆力减退，情绪低落等表现。病人病程较长，曾有脑梗死及高血压病史，此诊治疗坚持标本兼治、缓则治本的原则，以益气补肾、养血活血为法，大量运用补肾养血活血药物。处方在继续运用天麻、钩藤、葛根、黄芩等药物的基础上，加用温肾阳、滋肾阴的药物枸杞子、菟丝子、巴戟天、女贞子，意在平肝潜阳、滋水涵木。同时，加用生黄芪、黄精益气扶正，加用三七粉、当归增强活血化瘀之功。全方补肾养血，活血化瘀，使血虚得养，血瘀得通，肾虚得补。全方标本兼治，既治疗病人肝阳上亢、瘀血阻络之标，又益气活血、养阴益肾以固本。

四诊： 病人服用上方 2 个月，已无肢体震颤症状。血压稳定，基本控制在（130~140）／（85~90）mmHg，头晕本月仅发作 1 次。每天坚持运动、读报，病人及家属均认为病人精神状态较前有明显好转。病人现仍存在记忆力减退、听力下降等症状。病人年事已高，希望能够膏方调理。

处方：

巴戟天 15 g	肉苁蓉 12 g	菟丝子 15 g	枸杞子 12 g
狗 脊 15 g	女贞子 12 g	熟 地 15 g	生 地 15 g
桑 椹 15 g	肉 桂 12 g	当 归 12 g	丹 参 15 g
川 芎 12 g	赤 芍 12 g	红 花 12 g	郁 金 15 g
白 芍 15 g	大 枣 15 g	天 麻 10 g	葛 根 15 g
蒺 藜 12 g	路路通 15 g	石菖蒲 12 g	百 合 15 g
醋鳖甲 15 g	醋龟甲 15 g	地肤子 15 g	陈 皮 12 g

茯　苓 15 g　　　炒白术 12 g　　　益智仁 12 g　　　珍珠母 15 g（先煎）

合欢皮 15 g

上药做成膏方。

膏方调理中，翁老仍兼顾缺血性脱髓鞘病肝阳上亢、痰瘀阻窍的病机，运用当归、红花、丹参、赤芍、川芎、郁金、白芍、肉桂、大枣养血活血，天麻、葛根、蒺藜、路路通平肝潜阳。加用温肾阳、滋肾阴之枸杞子、菟丝子、巴戟天、肉苁蓉、熟地、生地、桑椹、醋龟甲、醋鳖甲、狗脊、女贞子，平肝潜阳、滋水涵木。由于老年病人脾胃较弱，为防止药物滋腻伤脾生痰，特意在本方中加入茯苓、陈皮、炒白术、地肤子、石菖蒲，健脾化痰，使脾胃得运。此外，另加百合、益智仁、珍珠母、合欢皮宁心安神。全方通过调和阴阳，使机体阴阳平衡、水火相济、升降相协，达到内外环境的平衡。

按：脱髓鞘疾病是一大类病因不同、临床表现各异，但有类似特征的获得性疾患，其共同特征的病理变化是神经纤维的髓鞘脱失而神经细胞相对保持完整。

髓鞘是指神经细胞轴突表面包裹的一层施万细胞。打个比方，神经细胞的轴突好比是传递信号的金属丝，而髓鞘就是包裹在金属丝表面的一层塑料皮，作用是为了保障电信号的传递准确、迅速。脱髓鞘疾病，也就是髓鞘脱失，会影响神经细胞与肌肉或者感觉器官之间的信号传递，导致机体的运动或感觉异常。所以，髓鞘的脱失会使神经冲动的传送受到影响。

中枢神经系统炎性脱髓鞘病主要包括遗传性和获得性两类，主要分为髓鞘形成障碍型和髓鞘破坏型两种。临床上，中枢神经系统炎性脱髓鞘病以多发性硬化、视神经脊髓炎、急性脊髓炎较为常见。

脱髓鞘疾病在中医属于"眩晕""头痛""中风"范畴，对于其发病原因，大多数医家认为是肝风内动、肝阳上亢，治疗用药多从平肝息风、镇肝潜阳入手。但翁老则认为眩晕、头痛等为血脉之病，心主血脉，血脉之气调和才能血压平稳、脑供血正常，因此，治疗上既要注重疏风平肝，又要注重活血化瘀。

　　本例缺血性脱髓鞘疾病病人，首诊与二诊时，翁老秉承急则治标的原则，以平肝潜阳、化瘀通窍为基本治法，缺血性脱髓鞘疾病的病理基础为脑动脉缺血造成脑血管的狭窄和阻塞，加重了脑部的缺血、缺氧状态，这种病理基础符合中医的血瘀理论。因此，翁老大量运用活血化瘀药物，兼用平肝阳、祛肝风药物，着重治疗病人痰瘀阻窍这一基本病机。二诊后病人肢体震颤症状好转，头晕、头痛等肝风上扰的症状明显好转，但仍有记忆力减退、情绪低落等表现，由于该病人病程较长，曾有脑梗死及高血压病史，三诊后的治疗翁老坚持标本兼治、缓则治本的原则，逐渐增加补肾养血活血药物，以益气补肾、养血活血为基本治法。

（张菀桐）

活血化瘀法治疗烟雾病

扫码看名师讲解

医案举隅

张某。2014 年 9 月 14 日就诊。

主诉：右上肢及双足无力，口眼歪斜，意识丧失，醒后伴轻微语言障碍。

现病史：2011 年病人因右上肢及双足无力，口眼歪斜，意识丧失，醒后伴轻微语言障碍，就诊于当地医院，头部 MRI 诊断为脑梗死，治疗好转后出院。期间反复出现左手抽搐、四肢无力，头痛，情绪波动明显，多次就诊于当地医院，疗效欠佳。2014 年 8 月上述症状加重，再次入院治疗，诊断为烟雾病，左侧额顶叶多发新鲜腔隙性脑梗死，左侧侧脑室旁陈旧性脑梗死。对症治疗后症状缓解。

2014 年 8 月 7 日于当地医院查头颅部血管 CTA 示：双侧大脑中动脉 M1 段及右侧大脑前动脉 A2 段闭塞并邻近异常血管网形成，考虑为烟雾病，双侧大脑后动脉 P1 段、基底动脉、双侧椎动脉纤细。

初诊（2014 年 9 月 14 日）：每因紧张、劳累、失眠后出现左上肢、左下肢抽搐。头痛、头晕，健忘，间断出现一过性意识丧失，发作性左侧头部麻木。时有吐字不清，流涎，口苦。疲倦乏力，右下肢无力明显，活动严重受限。情绪波动严重，眠差，眠中易醒。舌紫暗，苔黄腻，脉弦细。

辨病辨证分析：病人属于血瘀证合并头晕、头痛。病人气滞血瘀，肝郁化火，肝阳上亢，火盛于上，表现为头晕、头痛、口苦、舌苔黄腻、舌质紫暗、脉弦。由于病人病情复杂，病程较长，出现气虚血瘀的症状，表现为头晕健忘、头部麻木、吐字不清、乏力、脉细等。

西医诊断：烟雾病（又称脑底异常血管网病），腔隙性脑梗死。

中医诊断：头痛，中风之中经络。

辨证：气虚血瘀，肝阳上亢。

治法：疏肝理气，活血通络。

处方：经验方"清窍活血汤 + 冠心 4 号方"加减。

天　麻 12 g	地　龙 12 g	夏枯草 12 g	菊　花 12 g
盐杜仲 12 g	川牛膝 15 g	郁　金 12 g	生黄芪 15 g
丹　参 15 g	川　芎 12 g	红　花 12 g	三七粉 3 g（冲服）
赤　芍 12 g	路路通 15 g	鸡血藤 15 g	生蒲黄 15 g（包煎）
合欢皮 15 g	五味子 10 g	伸筋草 12 g	炒神曲 15 g
柴　胡 10 g	麸炒薏苡仁 15 g		

60 剂，日 1 剂，水煎，分 2 次服。

通过辨病辨证，病人属于血瘀证合并头晕、头痛。天麻、菊花、夏枯草清肝热、平肝阳，丹参凉血活血，川芎理气活血使血脉通畅、气血相依，郁金、红花、赤芍共奏清热活血凉血之功，杜仲强筋骨，同时与上述凉药配伍，防寒凉太过。由于病人乏力、下肢无力、脉细等气虚症状明显，加用冠心 4 号方（生黄芪、丹参、川芎、三七粉、红花、赤芍）益气活血、通脉止痛。同时配合川牛膝、生蒲黄、地龙与藤类药物路路通、鸡血藤、伸筋草增强活血通络之效果。再加麸炒薏苡仁、炒神曲健脾燥湿。针对病人眠差的症状，加合欢皮、柴胡、五味子解郁安神。

二诊（2014年11月9日）：病人服药近2个月，其间左上肢、左下肢抽搐未发作，未出现一过性意识障碍，头痛减轻，下肢体力逐渐恢复。仍有吐字不清，反应迟钝，急躁易怒，纳食可，眠尚可，二便调。舌暗红，苔白，脉沉。

处方：上方去生蒲黄、合欢皮、五味子、伸筋草、炒神曲、麸炒薏苡仁、盐杜仲，加络石藤15 g、益智仁12 g、牡丹皮12 g、薤白12 g、生山楂15 g、石菖蒲12 g。

90剂，每日1剂，水煎，分2次服。

病人各症状明显好转，为巩固疗效，仍以清窍活血汤合冠心4号方为主方。对于脑血管病的保护常应用活血通络的方法，常用药为络石藤、路路通、地龙、生山楂等，配伍黄芪以益气养阴、活血通络。针对病人吐字不清、反应力下降这一症状，加用石菖蒲、益智仁以开窍豁痰、醒神益智。病人仍急躁易怒，加用牡丹皮、薤白，配伍郁金、柴胡以达宽胸散结、理气活血之效。

三诊（2015年3月29日）：病人头部左侧麻木较前明显改善，体力明显改善，双下肢无力好转，每天走路10000步。仍头晕，健忘，腰痛，流涎多较前明显减轻，急躁易怒，口苦，眠中易醒，多梦，纳可，二便调。舌紫红，苔黄腻，脉沉弱。

处方：二诊方去络石藤、益智仁、薤白、生山楂、石菖蒲，加银柴胡10 g、生蒲黄15 g（包煎）、狗脊15 g、葛根15 g、蒺藜12 g、五味子10 g。

60剂，每日1剂，水煎，分2次服。

本诊仍以疏肝理气、活血通络为治法，针对病人急躁易怒、口苦、苔黄腻、梦多等肝郁化火症状，运用"心肝同调，解郁安神"的治法，加用银柴胡以制疏肝药之燥，使疏肝解郁活血而不伤阴，配合柴胡、牡丹皮、葛根、蒺藜、生蒲黄、郁金、夏枯草等药物理气活血、清肝降火。在此基础上针对病人多梦、易醒症状加用五味子以解郁安神。腰痛加用狗脊强筋骨。

四诊（2015年6月10日）：服药后急躁易怒等症缓解，头晕症状减轻。现自觉记忆力下降，寐差易醒，梦不多，纳可，二便调。舌紫红，苔薄白，脉沉弦。每天仍坚持走10000步。

处方： 在前方基础上去柴胡、银柴胡、红花、牡丹皮、生蒲黄、蒺藜。适逢夏日，加用广藿香12 g、佩兰12 g、荷叶12 g、络石藤15 g、白薇12 g、白芷12 g。

90剂，每日1剂，水煎，分2次服。

五诊（2016年1月10日）：病人无不适主诉，每天坚持活动，体力恢复如常，情绪明显较前好转，纳可，眠佳，二便调。舌暗红，苔白，脉弦。

处方： 前方去广藿香、佩兰、荷叶、鸡血藤，加钩藤12 g（后下）、地龙12 g、生杜仲10 g。

90剂，每日1剂，水煎，分2次服。

> **按：** 烟雾病是单侧或双侧颈内动脉远端、大脑中动脉和大脑前动脉近端狭窄或闭塞，伴脑底部和软脑膜形成细小密集吻合血管网的特征性异常脑血管疾病。脑血管造影显示密集成堆的小血管影，酷似吸烟吐出的烟雾，故称烟雾病（Moyamoya Disease）。
>
> 烟雾病病因不明，最初在日本报道。该疾病各阶段均可见脑梗死、脑出血或蛛网膜下腔出血等病理改变，主要病变是受累动脉内膜明显增厚，内弹力纤维层高度迂回断裂、中层萎缩变薄。临床表现为反复发作的头晕、偏瘫、头痛、四肢抽搐、双下肢无力、一过性意识丧失，以及不明原因的短暂性脑缺血发作（TIA）、急性脑梗死、蛛网膜下腔出血或脑出血、偏身性感觉障碍等，死亡率为4.8%~9.8%。
>
> 烟雾病是导致脑卒中的一个重要因素，长期发展可有神经、精神或认知功能的损害，临床根据病人个体情况选择治疗方法。治疗以对症治疗及行旁路手术治疗为主，以促进侧支循环的形成，改善脑供血，但对手术的技术及时机要求很高，且有一定风险。中医药以活血化瘀法对烟雾病进行治疗，通过促进侧支循环形成改善脑供血，在改善病人临床症状、控制病情发展、建立侧支循环等方面有一定疗效。
>
> 本案病人自2011年起反复出现不明原因的右上肢及双足无力，

口眼歪斜，意识丧失，醒后伴轻微语言障碍，诊断为脑梗死，2014年被确诊为烟雾病，其病病程长，病情复杂，且病人生活受限，情绪波动明显。翁老根据四诊辨证诊断为头痛，属气虚血瘀、肝阳上亢证，治疗以疏肝理气、活血通络为法，以清窍活血汤合冠心 4 号方为主方，随症加减。

烟雾病也多属于中医血脉瘀阻所致疾病的范畴，因此，在平肝潜阳的同时，常常加用郁金、红花、丹参、川芎、赤芍等活血化瘀的药物。同时病人病程较长，兼有明显气虚症状，下肢乏力，无法行走，因此，在清窍活血汤的基础上，用冠心 4 号方，以生黄芪、三七粉益气活血、通脉止痛，使正气得复，气行血行。

烟雾病属于脑血管疾病，翁老非常重视对脑血管的保护，尤其是对已经发生脑血管疾病的病人，伴发肢体抽搐、麻木、活动不利等，常采用活血通络的方法，常用药物有络石藤、路路通、地龙、鸡血藤等。络石藤专于舒筋活血，路路通通经利水，鸡血藤活血通络。脑血管疾病，属于中医"络脉"范畴，因此，临床要以藤类药物为主以通络，可配伍地龙等虫类药物，搜剔络脉，共奏活血化瘀之功。

另外，烟雾病病人大多会出现明显的情绪波动，伴有不寐、多梦、焦虑、抑郁、急躁易怒等，造成肝气郁滞，疏泄失职，肝魂不安，影响心神，在疏肝理气、活血通络的过程中，应尤其注重安神定志。因此，翁老在长期的临床实践过程中，提出"心肝同调"理论，通过疏肝理气、解郁安神以调畅气血、安神定志，心静则神安，神安则气足，气足则血旺，血气流畅，从而稳定病情。

对于本例病人失眠的症状，治疗选用银柴胡、柴胡、牡丹皮、郁金、夏枯草等药物疏肝理气、清肝降火，在此基础上加用五味子解郁安神，突出了对"心肝同调"理论的应用。

运用活血化瘀法治疗烟雾病效果明确，治疗过程中注重疏肝理气、活血通络、心肝同调，使气血阴阳趋于协调平衡，以稳定病人病情，提高病人生活质量。

（张菀桐）

心肝同调、理气活血、解郁安神法治疗老年冠心病

一、心脉瘀阻、心神不安是老年冠心病的主要病机之一

翁老认为，冠心病的病机固然十分复杂，但究其发病关键不离心脉瘀阻。心主血脉，无论气虚、阳虚、血虚、气滞、血寒、血热、痰阻还是脉道不利等，这些因素对心血管系统过度作用，均可造成心脉瘀阻。心脉瘀阻则脉道不通，不通则痛；心脉瘀阻则心肌失荣，不荣则痛。也就是说，心脉瘀阻是冠心病的共性病机。

同时，翁老强调，心神不安是冠心病发生、发展不可忽视的重要因素。心主神明，是人体生命活动的主宰。若心神失调，则脏腑气机紊乱，气机逆乱相干又可犯心，导致临床症状的产生或加重，如《普济方》云："心寂则痛微，心躁则痛甚。"严重者甚至可因气机逆乱，神气离决，而危及生命，如《难经·六十难》云："其五脏气相干，名厥心痛；其痛甚，但在心，手足青者，即名真心痛，其真心痛者，旦发夕死，夕发旦死。"明确指出心神失调、脏腑气机不利对厥心痛、真心痛的形成及其预后的影响。冠心病病人常有不寐、焦虑、抑郁、情绪易激动、急躁易怒等心神失调的表现，这些表现又可诱发或加重心绞痛、心肌梗死或心律失常等。说明心神失调能影响冠心病的预后，在冠心病病机演变中占有重要地位。

二、心肝同调、理气活血、解郁安神是老年冠心病的主要治法

《灵枢·本神》中"心藏神，脉舍神，肝藏血，血舍魂"一句说明了血脉相连，神魂一体，二者互相影响，密切相关。又"随神往来者，谓之魂"，说明魂是神的一部分，随神往来，受神主宰。因此，心、肝两脏，相互为用，共同维持正常的精神情志活动。心血充盈，心神健旺，有助于肝气疏泄，情志调畅；肝气疏泄有度，情志畅快，亦有利于心神内收。

冠心病病人多伴有不寐、焦虑、抑郁，或情绪激动、急躁易怒，造成肝气郁滞，疏泄失职，肝魂失于调摄，影响心神。冠心病病人本有心脉瘀阻，脉道不通，气滞血瘀，血脉不利，亦可使心神失养，神无所主，而神魂不安。肝魂不安，心神不宁，使得气机不利，反过来会加重心脉瘀阻，导致心绞痛发作，出现胸痛、肩背痛、心悸失眠、胆怯易惊、忧思抑郁、或焦虑不安、急躁易怒、善太息等症状。由于心神在冠心病发病、预后中的关键作用，翁老认为在使用活血化瘀法治疗冠心病心脉瘀阻的过程中，应尤其注重安神定志。因此，在长期临床实践过程中，翁老提出"心肝同调"理论，通过疏肝理气、解郁安神以调畅气血、安神定志，心静则神安，神安则气足，气足则血旺，血气流畅，从而稳定病情。

三、以安神解郁活血方作为老年冠心病的基本方

鉴于以上认识，翁老认为，理气活血、解郁安神是老年冠心病的主要治法。以理气活血止痛为核心，同时兼顾疏肝理气、解郁安神，做到心肝同调，及时治疗病因，缓解疼痛，并使肝气条达，神魂安定，气血和顺。

为贯彻理气活血、解郁安神的治疗原则，翁老拟定了安神解郁活血方来治疗老年冠心病，经反复临床实践，此方疗效可靠。该方由郁金12 g、柴胡10 g、香附10 g、川芎12 g、丹参15 g、赤芍12 g、红花12 g、合欢皮20 g组成。方中郁金，辛、苦而寒，能入气分而疏肝木之郁，入血分而活血化瘀，并能开心窍、通胸阳、安心神；丹参，苦，平、微温，归心、肝经，活血、通心包络，《滇南本草》谓其能"补心定志，安神宁心"。以上二药共为方中君药。柴胡、香附疏肝解郁，二药合用，助郁金疏肝理气之功；川芎乃血中气药，功善通达气血、活血行气、止心痛，赤芍凉血散瘀止痛，红花活血化瘀止痛，三药协力加强活血化瘀止痛之力。以上五药共为臣药。合欢皮，甘，平，归心、肝经，《神农本草经》云其"主安五脏、和心志，令人欢乐无忧"，能解郁活血安神，为佐药。诸药相合，共奏理气活血、解郁安神之效。该方活血不忘理气，解郁以助安神，心肝同治，神安则气血调和，对冠心病

心绞痛缓解期及支架置入术后病人十分适宜。

四、安神解郁活血方的辨证应用

翁老认为，冠心病血瘀证病因复杂，证候多变，故以安神解郁活血方理气活血、解郁安神的同时，应结合病人具体的表现，审因辨证，进行合理加减。气虚明显者，可加黄芪、党参（人参、太子参、西洋参）、山药、炒白术等；阴虚明显者，选加麦冬、北沙参、玉竹、黄精、五味子、百合、白薇等；阳虚明显者，选加制附子、巴戟天、菟丝子、补骨脂等；气郁明显者，选加苏梗、合欢皮、佛手、玫瑰花等；气滞血瘀明显者，可选加姜黄、三棱、莪术、枳壳、厚朴等；血瘀络阻明显者，选加鸡血藤、络石藤、路路通、水蛭、土鳖虫等；痰阻者，选加瓜蒌、半夏、陈皮、远志、茯苓、地龙等；寒凝者，选加高良姜、桂枝、荜茇等；心悸明显者，选加甘松、苦参、珍珠母等；心烦失眠明显者，选加炒酸枣仁、柏子仁、合欢皮、首乌藤、珍珠母等；内热明显者，选加黄连、黄芩、土茯苓、菊花、莲子心、黄柏等；心绞痛明显者，可选加三七粉、延胡索、琥珀粉冲服，加强活血止痛之力，或加宽胸丸宣痹止痛；胸阳不振明显者，选加瓜蒌、薤白、半夏、枳壳宣痹通阳化浊，或加宽胸丸等。

五、验案举例

杨某，男，89岁。2014年5月18日就诊。

主诉：间断心前区不适半年。

扫码看名师讲解

现病史：病人2013年12月因"间断心前区不适1个月余"至北京某医院住院治疗，2013年12月27日行冠脉介入治疗。左前降支病变钙化严重，植入支架1枚。出院后自觉时有心前区刺痛，胸部紧致感。纳可，服用安神药物后夜寐尚可。夜间咽干，大便干，需服用乳果糖口服溶液促进排便。现服用富马酸比索洛尔1片（qd）、厄贝沙坦半片（qd）、阿司匹林1片（qd）、替格瑞洛半片（bid）、盐酸曲美他嗪1片（tid）、法莫替丁1片（bid），同时服用氯硝西泮、米氮平、富马酸喹硫平。

初诊（2014年5月18日）：病人情绪低落、少气懒言，对既往治疗的效果不满意。非常焦虑，自觉胸部有紧致感。口干，大便干，入睡困难、易醒、睡眠质量差。舌暗红、有裂纹，苔薄少，脉弦。

西医诊断：冠心病支架置入术后，心功能不全，高血压，失眠。

中医诊断：胸痹。

中医辨证：气滞血瘀，心神不安。

中医治法：益气活血，安神解郁。

处方：

炒薏苡仁 15 g	生黄芪 15 g	太子参 15 g	柴　胡 10 g
银柴胡 10 g	姜　黄 12 g	三　棱 10 g	莪　术 10 g
炙延胡索 12 g	丹　参 15 g	川　芎 12 g	赤　芍 12 g
郁　金 12 g	五味子 10 g	合欢皮 20 g	酸枣仁 20 g
石　斛 10 g	百　合 15 g	茯　苓 15 g	三七粉 3 g（冲服）

14 剂，日 1 剂，水煎，分 2 次服。

医嘱：（1）按时复诊，不适随诊。

（2）饮食宜忌：低盐、低脂饮食，忌食生、冷、油腻、辛辣食物。

（3）避风寒、慎起居、合理饮食。

二诊（2014年6月8日）：体力渐复，胸闷不适明显缓解，天气闷热时仍有心前区不适，可步行 20~30 分钟，未含服硝酸甘油片。眠差，现服用艾司唑仑。大便难，不干，现服用乳果糖口服溶液。唇紫暗，舌紫红、有裂纹，苔中后部白腻，脉弦涩。

处方：

茯　苓 15 g	生黄芪 15 g	太子参 15 g	柴　胡 10 g
银柴胡 10 g	姜　黄 12 g	三　棱 10 g	莪　术 10 g
炙延胡索 12 g	丹　参 15 g	川　芎 12 g	赤　芍 12 g
郁　金 12 g	五味子 10 g	合欢皮 20 g	酸枣仁 20 g
石　斛 10 g	百　合 15 g	炒薏苡仁 15 g	三七粉 6 g（冲服）

30 剂，日 1 剂，水煎，分 2 次服。

三诊（2014年7月6日）：上方三七粉加至 6 g，服用后皮肤有出血点，至北京某医院查凝血酶原，提示活动度正常。电话咨询翁老后三七粉调整为 4 g，后未发现有皮肤出血点。

四诊（2014 年 9 月 14 日）：自行停药 6 天后，1 周前心绞痛发作 1 次，持续 1~2 分钟，含服硝酸甘油片 3 片，自行缓解，心电图检查正常。9 月 13 日下午心绞痛发作剧烈，吸氧后前往北京某医院，但未接受药物治疗。睡眠需依赖药物，大便可，纳可，乏力。舌紫暗，苔剥脱，脉弦滑。

处方：

太子参 15 g	生黄芪 20 g	黄　精 15 g	当　归 15 g
生　地 20 g	火麻仁 20 g	决明子 15 g	肉苁蓉 15 g
三　棱 10 g	莪　术 10 g	延胡索 12 g	丹　参 20 g
红　花 12 g	赤　芍 12 g	郁　金 12 g	姜　黄 10 g
柴　胡 10 g	银柴胡 10 g	青　蒿 10 g（后下）	

14 剂，日 1 剂，水煎，分 2 次服。

五诊（2014 年 9 月 28 日）：2014 年 9 月 9 日因胸闷在北京某医院 ICU 住院治疗，住院 14 天，查心电图示心肌酶正常，动态心电图示未见有缺血表现，室性早搏。双肺间质病变，住院期间吸氧，血压控制在 （100~120）/（58~60）mmHg。

病人近期未发生胸闷症状。纳可，眠可，大便不畅，日 1 次。舌暗红、有裂纹，苔少，脉弦细。

六诊（2014 年 10 月 12 日）：2014 年 10 月 9 日晚 8 点左右，再发心绞痛，15 分钟内含服硝酸甘油片 3 片，症状有所缓解。至北京某医院急诊，检查心电图、肌酸激酶示正常，血小板偏低（102×10^9/L），凝血酶原活动度偏低（78%），凝血酶原时间 12.10 秒。后自觉胸闷不适，每天服速效救心丸 12 粒（4 粒，tid），血压正常，纳、眠可，大便成形不通畅。舌红、有裂纹，苔少，脉弦。现服用阿司匹林、替格瑞洛、富马酸比索洛尔、厄贝沙坦、阿托伐他汀钙、盐酸曲美他嗪、法莫替丁、非那雄胺。守上方用药，14 剂，日 1 剂，水煎，分 2 次服。

七诊（2014 年 11 月 2 日）：无明显胸闷不适，可步行 15 分钟，口干明显改善，睡眠差，服药后出现皮下瘀斑，大便偏干，纳可。舌紫红、有裂纹，苔白腻微黄，脉弦数。守上方用药，30 剂，日 1 剂，水煎，分 2 次服。

另加一处方单煎。

合欢皮 20 g　　　五味子 10 g　　　酸枣仁 20 g　　　柏子仁 15 g

首乌藤 12 g

30 剂，日 1 剂，每晚睡前煎服。

八诊（2015 年 1 月 11 日）：2014 年 12 月 18 日因心绞痛加重，含服硝酸甘油片 3 次，每次 1 粒，无缓解，到北京某医院住院，查心电图、心肌酶无明显异常，冠脉 CT 较前无明显变化。诉近期胸前区偶尔发作性轻度疼痛不适，不需含服硝酸甘油片。饮食可，睡眠可，夜间咽干，大便干，需服用乳果糖口服溶液。舌暗红、有裂纹，苔薄少，脉弦。

处方：

生黄芪 15 g　　　太子参 15 g　　　黄　精 15 g　　　柴　胡 10 g

银柴胡 10 g　　　姜　黄 12 g　　　三　棱 10 g　　　莪　术 10 g

炙延胡索 12 g　　丹　参 15 g　　　川　芎 12 g　　　赤　芍 12 g

郁　金 12 g　　　五味子 10 g　　　合欢皮 20 g　　　酸枣仁 20 g

石　斛 10 g　　　百　合 15 g　　　茯　苓 15 g　　　炒薏苡仁 15 g

14 剂，日 1 剂，水煎，分 2 次服。

九诊（2015 年 3 月 8 日）：近 1 个月无心绞痛发作。时有右侧胸痛（呈点状，不固定），发作时无胸闷，含服硝酸甘油片后可缓解。2 周前晚饭时头晕，后出现眉间青瘀，查血小板聚集率等项目未见异常，后自行消退。口咽干燥。每日在家中活动约 10 分钟，活动时间延长则感劳累。寐差，易醒、醒后不易入睡，纳可。现服乳果糖口服溶液，大便 1～2 日 1 行。舌紫红、有瘀斑、可见裂纹，苔薄白，脉弦滑。

处方一：

合欢皮 20 g　　　五味子 10 g　　　酸枣仁 20 g　　　柏子仁 15 g

首乌藤 12 g

14 剂，日 1 剂，每晚睡前煎服。

处方二：

太子参 15 g　　　生黄芪 20 g　　　黄　精 15 g　　　当　归 15 g

生　地 20 g　　　火麻仁 20 g　　　决明子 15 g　　　肉苁蓉 15 g

三　棱 10 g	莪　术 10 g	延胡索 12 g	丹　参 20 g
红　花 12 g	赤　芍 12 g	郁　金 12 g	姜　黄 10 g
柴　胡 10 g	银柴胡 10 g	青　蒿 10 g（后下）	

14 剂，日 1 剂，水煎，分 2 次服。

十诊（2015 年 3 月 22 日）：心绞痛未发作、头晕消失。纳眠、口咽干燥好转，但服用酸枣仁等药后胃脘嘈杂不适。助眠西药减量 1/4 后晚间可睡 5~6 小时，午睡正常。隔日服乳果糖口服溶液，大便 1~2 日 1 行。舌紫暗、有裂纹，苔白，脉弦滑。

处方：

五味子 10 g	酸枣仁 20 g	柏子仁 15 g	合欢皮 20 g
首乌藤 12 g	茯　苓 15 g	炒白术 10 g	太子参 15 g
玄　参 12 g	生黄芪 15 g	银柴胡 10 g	延胡索 12 g
丹　参 15 g	川　芎 12 g	赤　芍 12 g	郁　金 12 g
火麻仁 20 g	生　地 20 g	当　归 15 g	肉苁蓉 15 g
三　棱 10 g	莪　术 10 g	荷　叶 15 g	青　蒿 10 g（后下）

共 14 剂，日 1 剂，水煎，分 2 次服。

十一诊（2015 年 4 月 12 日）：药后未出现心绞痛发作，食欲可，无腹胀。嘱病人将酸枣仁、柏子仁、黑芝麻按 4∶3∶4 比例每日服用 30 g，同时服用氯硝西泮、米氮平、富马酸喹硫平。服药后每日可以睡 6 小时，入睡困难、易醒症状改善。情绪较前好转，仍情绪紧张，思想负担重。大便 1~2 日 1 次，偶有大便不通时需要乳果糖口服溶液辅助。舌紫暗、有裂纹，苔薄白，脉弦滑。

处方一：

| 酸枣仁 20 g | 柏子仁 15 g | 黑芝麻 20 g |

研末，每晚口服 30 g。

处方二：

太子参 12 g	北沙参 10 g	玄　参 12 g	生黄芪 15 g
柴　胡 10 g	银柴胡 10 g	合欢皮 20 g	首乌藤 10 g
茯　苓 15 g	郁　金 12 g	丹　参 15 g	川　芎 12 g
赤　芍 12 g	火麻仁 15 g	生　地 15 g	当　归 15 g

三　棱 10 g　　莪　术 10 g　　荷　叶 15 g

14 剂，日 1 剂，水煎，分 2 次服。

十二诊（2015 年 5 月 24 日）：近期无心绞痛，睡眠也较前改善。服处方一 30 g 后胃胀。体力差，气短、乏力，每天晨起和半夜口干，纳食一般，大便基本日 1 次，有时 2 次，小便可。舌紫红、有裂纹，苔中心黄腻，脉弦。

处方一：

　　生黄芪 15 g　　黄　精 12 g　　北沙参 10 g　　玄　参 10 g
　　麦　冬 10 g　　生　地 20 g　　荷　叶 15 g　　丹　参 15 g
　　川　芎 12 g　　红　花 12 g　　赤　芍 12 g　　益智仁 15 g
　　柴　胡 10 g　　银柴胡 10 g　　茯　苓 15 g　　火麻仁 15 g
　　炒神曲 15 g

14 剂，日 1 剂，水煎，分 2 次服。

处方二：

　　酸枣仁 250 g　　柏子仁 100 g　　黑芝麻 150 g　　赤　芍 100 g
研末，冲服，1 日 3 次，每次 3 g。

十三诊（2015 年 6 月 7 日）：近期病人有皮下出血现象，尚未停用阿司匹林肠溶片、替格瑞洛（量减半）。停用活血化瘀中药 5 天。睡眠有所好转，仍然服用抗抑郁药。

处方：

　　生黄芪 15 g　　黄　精 10 g　　玄　参 10 g　　广藿香 12 g
　　佩　兰 12 g　　荷　叶 15 g　　火麻仁 15 g　　生　地 15 g
　　柴　胡 10 g　　银柴胡 10 g　　茯　苓 15 g　　合欢皮 20 g
　　天　麻 10 g　　葛　根 15 g　　川牛膝 12 g　　佛　手 12 g
　　路路通 15 g　　络石藤 15 g　　薄　荷 3 g（后下）
　　珍珠母 20 g（先煎）

14 剂，日 1 剂，水煎，分 2 次服。

十四诊（2015 年 6 月 28 日）：近半年无心绞痛发作。睡眠差，睡前 1.5 小时服柏子仁、酸枣仁、黑芝麻，1 小时后口服氯硝西泮，可熟睡 1.5～2 小时，后进入浅睡眠，多梦。纳可，腹胀，大便难，需要服用乳果糖口服溶液,每日1次。舌紫红、有裂纹,苔白,脉弦。

处方:

生黄芪 15 g	黄 精 12 g	北沙参 10 g	玄 参 10 g
广藿香 12 g	佩 兰 12 g	荷 叶 15 g	火麻仁 20 g
生 地 20 g	柴 胡 10 g	郁 金 12 g	茯 苓 15 g
丹 参 15 g	石菖蒲 10 g	合欢皮 15 g	络石藤 15 g
地肤子 15 g	紫苏梗 12 g	青 蒿 10 g(后下)	

14剂,日1剂,水煎,分2次服。

十五诊(2015年7月26日):病人病情较平稳,无心前区不适感。睡眠不稳定,时好时坏。夜间口干,饮食可,二便调。舌暗红、有瘀斑,苔少,脉弦。

处方:

生黄芪 15 g	黄 精 12 g	玄 参 10 g	生 地 20 g
肉苁蓉 12 g	柴 胡 10 g	银柴胡 10 g	火麻仁 20 g
合欢皮 20 g	柏子仁 15 g	丹 参 15 g	川 芎 12 g
红 花 12 g	赤 芍 12 g	郁 金 12 g	广藿香 12 g
佩 兰 12 g	炒神曲 15 g	荷 叶 15 g	川牛膝 12 g

14剂,日1剂,水煎,分2次服。

十五诊后病人病情逐渐平稳,心前区不适感未再发作,每个月复诊随症加减。

> **按:**《灵枢·百病始生》曰:"若内伤于忧怒,则气上逆,气上逆则六输不通,温气不行,凝血蕴里而不散。"说明情志失调可导致气行不畅而出现血瘀。朱丹溪则指出"气血冲和,万病不生,一有怫郁,诸病生焉"。如冠心病、高血压、抑郁症、慢性胃炎、胃溃疡、胃食管反流等诸多疾病都存在情志失调,肝郁气滞,日久致血脉不利,则气滞血瘀,形成气滞血瘀证。
>
> 这类气滞血瘀证与一般的气滞血瘀证不同,有明显的情志失调因素,常常伴见心悸、失眠、善太息、胆怯、易惊、烦躁、焦虑等。故治疗上要注意从肝论治,疏肝解郁理气,调理情志,活血

化瘀。

　　该名病人为老年男性，心绞痛反复发作，表现为入睡困难、易醒，情绪波动大，情绪紧张，思想负担重。故翁老结合舌、脉，辨为气滞血瘀证，治以理气活血、安神解郁为主。病人为血瘀重证，首诊予三七粉、生黄芪、太子参、丹参、炙延胡索、川芎、赤芍为主方活血化瘀，三棱、莪术破血活血，柴胡、银柴胡、姜黄、郁金疏肝解郁，合欢皮、酸枣仁安神，五味子、石斛、百合养阴，炒薏苡仁、茯苓健脾。现代药理研究表明，三七主要含有三七总皂苷，具有扩张冠脉、增加冠脉血流量、改善心肌微循环、明显降低心肌耗氧量的作用，能增强机体的细胞免疫及体液免疫功能，对血糖有双向调节作用，并可降低血脂水平。故翁老将三七广泛用于冠心病心绞痛、冠脉支架植入术后、慢性心衰、高脂血症、脑梗死、消化道出血、糖尿病肾病、慢性肾衰竭及妇科疾病、骨科疾病等的治疗。三七尤其适用于老年人多瘀多痛的病证。

　　此外，病人睡眠极差，并与心绞痛发作密切相关，翁老不拘成法，另开一方，睡前煎服，收效显著。病人治疗1年余，病情基本稳定，仍坚持服药，心前区不适感至今未再发作，疗效显著。

（肖　宁　洪　霞　王旭杰）